W0278123

LA PRISE EN CHARGE DES PERSONNES ÂGÉES DÉPENDANTES

À la mémoire de Louis, Fernande, Roger et Georgette.

Remerciements

Ce livre est le fruit d'un long travail d'enquête, mais aussi d'expériences vécues, racontées et partagées. Je tiens à remercier ici tous ceux qui m'ont aidée :
- Zoubida Azzouz, juriste
- Jean-Paul Blanc et Caroline Bach, diététiciens,
- Christophe Giacon, kinésithérapeute,
- Édouard Korenfeld, psychanalyste,
- Jean-Louis Laborie, avocat fiscaliste,
- le docteur Fabrice Locher, médecin gérontologue,
- Élisabeth Merle, secrétaire générale de la FNADAR,
- Alexis Valante, documentaliste,
- le docteur Thierry van Vlamertynghe, médecin généraliste,

ainsi que
Martine, Sylvie, Rose-Anne, Jean-François, Micheline, Catherine, Justine et tous les autres, enfants ou aides-soignantes de personnes âgées dépendantes qui m'ont éclairée de leur expérience.

LA PRISE EN CHARGE DES PERSONNES ÂGÉES DÉPENDANTES

Florence Le Bras

• MARABOUT •

© **Marabout**, 2002.

Toute reproduction d'un extrait quelconque de ce livre par quelque procédé que ce soit, et notamment par photocopie ou microfilm, est interdite sans autorisation écrite de l'éditeur.

Sommaire

Introduction

À mes lecteurs

Notre société occidentale s'en félicite, et elle a raison : sous nos cieux, on vit de plus en plus longtemps, 74 ans pour les hommes, 82 ans pour les femmes.

En 2000, plus d'un million de Français avaient plus de 85 ans. Dans trente ans, tous les héros du baby-boom seront octogénaires.

On vit plus longtemps, et on vit mieux aussi. Les progrès de la médecine permettent souvent d'avancer en âge dans de bonnes conditions. Mais hélas, ils n'ont pas encore supprimé toutes les maladies invalidantes ni enrayé l'évolution des troubles graves de la sénescence.

L'âge et la dépendance sont devenus de véritables enjeux politiques, économiques et humains. En Europe, 75 % des personnes âgées dépendantes sont prises en charge par leur famille qui considère que cette solidarité est un juste renvoi d'ascenseur : les personnes âgées ont élevé leurs enfants, les ont aidés à s'installer, ont gardé les petits-enfants, alors quoi de plus normal que de les soutenir quand ils sont touchés par le grand âge et la maladie ?

La reconnaissance et la compassion sont au rendez-vous,

mais au quotidien, que se passe-t-il lorsqu'il devient nécessaire de prendre en charge un parent en perte d'autonomie ? Comment faire face au désarroi devant la complexité du problème ?

Pour votre parent devenu dépendant, vous allez être, tout au long du chemin qu'il lui reste à parcourir, un appui, un soutien, une référence, un secours.

La mission n'est pas facile : il va falloir mettre sur pied une organisation adaptée et évolutive, en conjuguant la volonté de le protéger avec la nécessité de respecter un budget parfois serré.

Votre premier réflexe devant sa dépendance : le maintenir à domicile, avec ou sans assistance extérieure. Vous avez raison. Mais comment faire ?

Si cette solution n'est pas envisageable, vous pensez à le recevoir chez vous. Mais ce n'est pas forcément possible.

Alors il faut penser à l'institution. Mais sera-t-il d'accord ?

La prise en charge d'une personne âgée dépendante s'accompagne toujours de désarroi, d'interrogations et de doutes.

Nous avons conçu ce guide pour vous accompagner pas à pas dans toutes vos réflexions et vos démarches.

Il aborde toutes les questions, tant matérielles que logistiques, financières et pratiques, que vous vous posez : les besoins spécifiques de votre parent, la façon de vous adapter à sa dépendance, les modalités d'organisation de son maintien à domicile, la surveillance de sa santé, la sélection d'un établissement si son placement s'impose, l'obtention d'aides financières, la possibilité d'un système de protection juridique.

Vous ne pouvez pas rendre à votre parent la jeunesse et la santé. Mais vous pouvez l'accompagner et l'aider à aller jusqu'au bout du chemin dans la dignité grâce à votre patience et à votre indéfectible affection.

I

Les visages de la dépendance… et l'organisation de la prise en charge

Dans ce chapitre :

Les formes de dépendance

Le terme de dépendance est vague. Il y a peu de similitudes entre cette personne âgée, certes, mais pourvue de ses capacités intellectuelles et qui a seulement quelques difficultés à marcher, et cette autre personne que son esprit a désertée, et qui déambule dans le couloir d'une institution. On est dépendant... de sa femme de ménage lorsqu'on ne peut plus tenir un fer à repasser, et on est dépendant de la société lorsqu'on a oublié jusqu'à son prénom.

Subite ou progressive, physique ou mentale, légère ou sévère, normale ou pathologique, la dépendance revêt divers aspects. Le caractère de la personne âgée joue aussi un rôle important dans cette notion de dépendance. L'une, volontaire et optimiste, s'accommodera de ses handicaps et recherchera les moyens de les surmonter ; une autre, défaitiste et dépressive, se laissera aller et demandera à être maternée.

La dépendance relative due au grand âge

La vieillesse n'est pas une maladie, mais elle s'accompagne toujours de déficits mineurs dus à une baisse de performance des organes. Cette fragilité plus ou moins accentuée de l'organisme crée une forme de dépendance légère et très progressive : difficulté à se déplacer, à porter une valise ou un cabas, impossibilité à prendre les transports en commun sans risques...

La personne âgée est parfaitement lucide, même si elle est fatigable, même si elle se plaint de pertes de mémoire, et elle reste en mesure d'organiser sa vie.

Une aide ménagère est nécessaire pour l'entretien de la maison et pour les courses, et la famille peut intervenir de façon ponctuelle.

La dépendance légère due à la maladie

Certaines maladies usent l'organisme, et créent des déficits majeurs, moteurs ou sensoriels limitant l'autonomie de la personne âgée : une insuffisance rénale sévère qui contraint à des dialyses trois fois par semaine, des rhumatismes qui rendent pénibles certains actes de la vie quotidienne, une surdité qui isole, une faiblesse de la vue qui gêne, par exemple.

Cette forme de dépendance peut être progressive ou bien réversible, avec des phases de crises et des phases de rémission.

Le rythme de vie se ralentit, il faut limiter ses activités, mais l'esprit est alerte et la personne âgée « gère » sa vie, avec les aides qui lui semblent nécessaires.

Le handicap physique

En général, il apparaît brutalement : une chute qui cause une fracture, un accident vasculaire cérébral qui entraîne une hémiplégie…

La dépendance est totale pendant les premières semaines, puis il faut assumer les séquelles, d'une gravité variable.

L'organisation à long terme succède aux mesures d'urgence en milieu hospitalier. Tout dépend de l'importance des suites. Mais la personne âgée garde ses facultés mentales et peut prendre les décisions la concernant. Même si son autonomie physique est limitée, elle peut exprimer ses désirs et ses besoins.

Mais un choc physique peut aussi décompenser de légers troubles cognitifs, sans parler des effets secondaires des médicaments indispensables pour soigner la maladie ou la blessure. La personne âgée jusqu'alors parfaitement lucide part à la dérive : hallucinations, pertes de mémoire graves…

L'aide sera alors logistique, affective et psychologique.

Les troubles de la sénilité

Il ne faut pas confondre les troubles de la sénescence, qui sont normaux et bénins, avec les troubles de la sénilité qui sont pathologiques et évolutifs.

Si votre parent âgé perd un peu la mémoire, des ateliers-mémoire peuvent l'aider à stabiliser son état et il continuera à mener une vie normale.

LES TROUS DE MÉMOIRE ET LES « FAUSSES DÉMENCES »

Les troubles de la mémoire inquiètent toutes les personnes qui les éprouvent, quel que soit leur âge. Faut-il s'inquiéter dès que l'on perd ses clés ? Non, toutes les pertes de mémoire ne sont pas annonciatrices d'un sombre avenir, fort heureusement.

Elles ont plusieurs origines :

- **Psychologiques**
La fatigue, le stress, l'anxiété, les soucis perturbent la concentration et mobilisent la vigilance. Vous attendez les résultats de l'examen de votre fils ? Ne vous étonnez pas d'égarer vos papiers : votre esprit tout entier est mobilisé par cette préoccupation.
- **Physiques**
Elles sont des syptômes de l'hypothyroïdie et de la dépression, maladies qui entraînent une apathie.
- **Médicamenteuses**
Certains médicaments, comme les somnifères ou les anxiolytiques, induisent parfois des troubles de mémoire réversibles dès l'arrêt du traitement.
- **Physiologiques**
Des pertes de mémoire occasionnelles sont fréquentes et considérées comme normales avec l'âge.

La maladie d'Alzheimer et les troubles apparentés

Les troubles du comportement chez un parent âgé font toujours penser à la maladie d'Alzheimer, et on a tendance à s'affoler. Or il faut se garder de les cataloguer trop vite, car cinquante maladies ont des symptômes proches, dont certaines sont curables ou du moins stabilisables.

Ces pathologies en sont parfois la cause :

- insuffisance respiratoire,
- troubles endocriniens : hypothyroïdie,
- troubles nutritionnels : déshydratation, hypoglycémie,
- troubles cardio-vasculaires : irrigation défectueuse du cerveau,
- origine toxique : surdosage de médicaments (antidépresseurs, anticoagulants…), alcool.

La maladie d'Alzheimer apparaît de façon progressive, parfois chez des personnes peu âgées (entre 50 et 65 ans) ; elle évolue par paliers sans que le physique soit atteint.

• Stade 1 : la perturbation de la mémoire et de la concentration

La personne perd ses objets usuels, a des moments d'égarement ou de confusion, ne sait plus ce qu'elle a fait la veille, a des difficultés pour comprendre certains propos... Elle s'en rend compte et s'en inquiète, mais elle cherche à cacher ces troubles à son entourage.

Ces pertes de mémoire s'accentuent et deviennent de plus en plus fréquentes (amnésie).

Elles s'accompagnent souvent d'insomnies. La personne est fatiguée, perd du poids, et petit à petit refuse de sortir.

• Stade 2 : la désorientation spatio-temporelle

Ce stade, qui peut s'étendre sur plusieurs années, touche de nombreuses facultés et crée une vraie dépendance.

Les troubles de la motricité se conjuguent aux troubles intellectuels : la personne marche de plus en plus difficilement, et ne sait plus s'habiller ; elle n'a plus la notion de l'heure et confond le jour et la nuit.

Elle ne peut plus s'orienter, ne trouve plus les toilettes chez elle et, si elle sort seule, ne sait pas où elle habite.

Elle pose une question vingt fois de suite, car elle ne retient pas la réponse donnée ; elle ne peut plus prendre de décisions, car elle a perdu toute faculté de jugement.

Viennent les troubles de la conscience : elle ne reconnaît plus les personnes de son entourage, puis ses proches. Elle ne reconnaît plus l'usage des objets (agnostie) : elle veut écrire avec une fourchette, ou boire dans un cendrier.

Le langage et la communication sont perturbés : la personne malade ne comprend pas les phrases simples, emploie un mot pour un autre, profère des insultes, tient des propos incohérents ou s'enfonce dans le mutisme.

Elle est capable de gentillesse et de gestes affectueux, mais aussi d'agressivité et de crises de colère. Le plus souvent, elle a l'air absente.

Les troubles du comportement apparaissent : elle est agitée, fait le même geste sans arrêt, ou a des gestes désordonnés (apraxie), déambule dans le logement ou dans le couloir de l'établissement, fait des fugues.

Elle devient incontinente et présente des troubles alimentaires (boulimie ou anorexie).

• Stade 3 : la démence

La personne perd peu à peu le sens du langage et ne parle plus (aphasie), refuse la toilette et l'habillage, ne se nourrit plus et n'accepte pas qu'on la fasse manger, ne se lève plus.

Des crises de délire ponctuées de cris peuvent survenir.

Le malade peut atteindre ce stade rapidement si on le change brutalement d'environnement : un déménagement, une hospitalisation, la disparition du conjoint.

Le tableau est sombre et on comprend la détresse des familles qui connaissent l'issue de la maladie. Aujourd'hui, des thérapies cognitives sur le langage et la mémoire et des traitements médicamenteux permettent, s'ils sont précoces, de stabiliser l'évolution. On peut espérer que les progrès de la recherche permettront bientôt de prévenir et de guérir la maladie.

En attendant ce jour, il faut garder une lueur d'espoir. Les moments d'indifférence peuvent alterner avec des minutes de lucidité, comme le montre Léonie, 94 ans, qui appelle sa mère toute la journée, et qui, au dîner avec ses enfants, fait une réflexion très pertinente prouvant qu'elle a suivi leurs propos.

Évelyne et André

Évelyne vivait en institution depuis plusieurs années ; lentement mais inéluctablement, son esprit la quittait. Sa fille qui était établie à l'étranger venait la voir chaque mois. Un jour, elle ne la reconnut plus. Des travaux furent entrepris dans le pavillon réservé aux messieurs. Il fallut se serrer un peu pendant quelques semaines pour les accueillir. Évelyne rencontra André dans le salon de télévision un après-midi de printemps. Ils prirent l'habitude de s'asseoir l'un à côté de l'autre, au salon, à la salle à manger. Ils ne se parlaient pas, car ils ne savaient plus s'exprimer. Ils allaient se promener ensemble dans le jardin, main dans la main. Lorsque venait l'heure du coucher, il fallait insister pour les séparer. Évelyne eut une poussée d'arthrose qui l'empêcha de tenir sa fourchette, c'est lui qui lui donna à manger.

Les peintres finirent leur ouvrage et les messieurs regagnèrent leurs quartiers. On promit à André et à Évelyne qu'ils pourraient se promener ensemble dans le jardin. Mais Évelyne refusa alors de s'alimenter. André, lui, restait prostré dans sa chambre.

Leurs enfants alertèrent la direction de la maison. Mais le règlement est le règlement. Le pavillon est mixte seulement pour les couples mariés. « Et si on les mariait ? » suggéra l'un des enfants. Impossible, ils n'ont plus l'usage de leurs facultés et ne peuvent contracter un mariage. La loi est la loi. On parlait beaucoup de droit, d'assurances, de consignes. Pas de bonheur, d'espoir, d'amour. L'état de santé d'Évelyne déclinait à vue d'œil. Elle ne se levait plus. André n'était guère mieux.

La directrice de l'établissement était une femme de cœur. Elle avait compris la portée de sa mission : aider les personnes âgées dépendantes à terminer leur vie dans la sérénité . À ses risques et périls, car elle commettait une faute professionnelle en enfreignant le règlement, elle accepta qu'André soit logé dans le pavillon des dames. Les mois passèrent ; André n'avait d'yeux que pour sa bien-aimée qui retrouvait pour lui plaire la force de marcher.

Un mardi de novembre, André s'endormit pour ne pas se réveiller. Évelyne s'éteignit la semaine suivante. Peut-être pour le retrouver quelque part où la maladie, la souffrance et la vieillesse n'existent pas ?

Si vous avez des doutes sur l'origine des symptômes de votre parent, consultez son médecin traitant. Les causes pathologiques, mécaniques ou psychologiques de ses troubles ayant été écartées, ne vous attendez pas à obtenir un diagnostic précis immédiatement. Il faut apprécier l'état du malade à plusieurs mois de distance pour juger de l'évolution avant de prononcer le nom de la maladie d'Alzheimer. D'autre part, certaines pathologies lui ressemblent beaucoup. Le médecin vous dirigera peut-être vers un neurologue, qui vous proposera des batteries de tests.

Lorsque le diagnostic de la maladie est établi, c'est au médecin de l'annoncer à son patient et à sa famille. Le propos peut être direct ou détourné. Chaque praticien a sa conception de l'éthique, et l'objet de ce livre n'est pas d'en débattre.

Dans tous les cas, dès lors que vous savez, il faut vivre avec la maladie. Identifier l'ennemi permet de mieux le combattre. Cette vérité crue et blessante qui vous accable, il vous faudra des jours, des semaines pour l'intégrer à votre vie. Mais elle vous permettra de prendre des dispositions à court, moyen et long terme pour votre parent et vous. Dans le domaine de la dépendance, comme dans bien d'autres, il n'est jamais bon d'agir dans l'urgence.

L'ÉVALUATION DE LA DÉPENDANCE

La Sécurité sociale a mis au point une « grille » dite AGGIR (Autonomie Gérontologique - Groupe ISO Ressources) pour classer les différents niveaux de dépendance, à partir des actes essentiels de la vie quotidienne. Cette grille est un outil d'évaluation utilisé pour l'attribution de différentes prestations, comme l'APA, Allocation Personnalisée d'Autonomie.

L'estimation porte sur :

- la cohérence

conversation ou comportement sensés

- l'orientation spatio-temporelle

aptitude à se repérer dans le temps et dans les lieux

- la toilette
capacité à assumer son hygiène corporelle
- l'habillage
capacité à choisir ses vêtements, à les mettre dans un ordre logique
- l'alimentation
aptitude à manger les plats préparés
- l'élimination
capacité à utiliser les toilettes à bon escient
- les transferts
capacité de se lever, s'asseoir, se coucher
- les déplacements à l'intérieur
aptitude à se mouvoir avec ou sans aide (canne, déambulateur, fauteuil roulant)
- les déplacements à l'extérieur
capacité à sortir du domicile et à se diriger dans les rues
- la communication
capacité à téléphoner, utiliser une sonnette ou une alarme.

Les personnes sont classées en quatre catégories correspondant chacune à un niveau de dépendance :
- GIR 1 : très forte dépendance
- GIR 2 : dépendance moyenne
- GIR 3 : dépendance intermédiaire
- GIR 4 : dépendance légère.

LE NIVEAU DE PRISE EN CHARGE NÉCESSAIRE

Il est fonction des pathologies de votre parent et de ses capacités à accomplir les actes de la vie quotidienne.

Les capacités de votre parent

On peut les classer en trois parties :

• Il ressent une gêne pour répondre à ses besoins physiques.

Il ne peut plus faire ses courses, préparer ses repas, entretenir sa maison, mais il a toutes ses facultés intellectuelles.

• Il est dans l'incapacité de répondre à ses besoins physiques.

Il ne peut plus se laver, s'habiller, mais est en mesure de choisir ses vêtements, de téléphoner à sa famille, de faire son courrier et de gérer ses biens...

• Il est dans l'incapacité de connaître ses propres besoins physiques et d'y répondre.

Il ne peut rien faire seul, se perd dans la rue, ne reconnaît plus les siens... Il n'a plus aucune autonomie physique et mentale.

Les possibilités d'intervention

Dès lors que votre parent a perdu de son autonomie, vous, ses proches, êtes en première ligne.

De quelques heures d'aide ménagère à la surveillance permanente dans un environnement spécialisé, la dépendance se décline sur bien des modes.

Les solutions devront être adaptées à son niveau de dépendance, à ses besoins, mais aussi, et ce n'est pas le plus facile, à ses souhaits.

2

Les besoins de la personne âgée dépendante... et la façon d'y répondre

Dans ce chapitre :

Chacun de nous a des besoins spécifiques pour avoir une vie épanouie, digne et si possible heureuse. Certains sont communs à tous, d'autres sont fonction de la personnalité, de l'éducation et des habitudes acquises.

La personne âgée dépendante ne déroge pas à cette règle.

Malgré toute votre affection, vous ne pourrez pas guérir votre parent de la vieillesse et des maux de l'âge, mais en répondant à ses besoins élémentaires, vous parviendrez à compenser ses handicaps, à l'aider à vivre aussi bien que possible et à prévenir les complications.

Ses besoins physiques

Ils sont élémentaires. Valide, vous savez réclamer ou vous procurer ce dont vous avez besoin. Une personne âgée dépendante n'est pas toujours consciente de ce qui lui est nécessaire, ou elle ne peut pas le formuler, ou encore elle ne l'ose pas.

L'évolution physiologique

L'âge entraîne des conséquences physiologiques, à des degrés divers selon les personnes :

- Les sens perdent leur acuité : on voit moins bien, on entend moins bien, le goût et l'odorat s'altèrent, un peu comme si on se retirait doucement de la vie. Ces perceptions affaiblies isolent du monde.

- La force musculaire s'amenuise : les muscles fondent avec l'âge. On porte plus difficilement une valise, on ouvre avec peine le couvercle d'un bocal…

- La vivacité d'esprit diminue : le sens de la repartie, la réflexion sont plus lents.

- L'aspect physique se modifie : on maigrit, la peau est plus sèche, les rides se creusent, les cheveux blanchissent, le dos se voûte…

Cette évolution commence tôt : dès 40 ans, on scrute ses premiers cheveux gris, on chausse ses lunettes de presbyte, on récupère moins bien après une nuit blanche ou un décalage horaire... Ce qui ne nous empêche pas d'être en forme et de vivre heureux.

Toute cette évolution fragilise. La personne âgée est vulnérable, a fortiori si elle souffre d'une maladie invalidante qui la rend dépendante. Si elle n'est plus en mesure de veiller à satisfaire ses besoins essentiels, c'est à vous, ou aux personnes auxquelles vous en confierez la charge, de le faire à sa place.

Les besoins essentiels

Ce sont ceux de tout être dès sa naissance, ceux que vous avez satisfaits probablement chez vos propres enfants dans leurs premières années. En fonction du degré de dépendance de votre parent, s'il vit à domicile, vous aurez donc à assumer la prise en charge de ses besoins. S'il est placé en institution, cette prise en charge incombe naturellement au personnel soignant. Ce qui n'empêche que votre surveillance est essentielle.

LA PRISE EN CHARGE DES BESOINS ÉLÉMENTAIRES

Besoins	**Prise en charge**
Se nourrir	Donner une alimentation adaptée
Dormir	Assurer de bonnes conditions de sommeil
Éliminer	Soigner constipation et troubles urinaires
Se laver	Surveiller la toilette
Avoir chaud	Veiller au chauffage, à la ventilation
Ne pas souffrir	Exercer la prévention des maladies et des blessures

(Rendez-vous page 51 au chapitre « Le maintien à domicile »)

Ces besoins élémentaires, le nourrisson sait en faire part à son entourage : il pleure quand il a faim, quand il est mouillé, quand il a besoin de compagnie.

Ce n'est pas le cas d'une personne qui souffre de la maladie d'Alzheimer à un degré avancé d'évolution : l'altération de ses facultés l'empêche de formuler ses besoins. Ainsi, le besoin de boire, qui est pourtant vital, n'est plus exprimé.

Cependant, bien des personnes âgées sont exigeantes et leur entourage se plaint qu'elles ne soient jamais satisfaites ; sachez que derrière l'expression d'un besoin « matériel » se profile souvent un besoin d'attention et d'affection. Une personne âgée alitée qui demande qu'on lui retape ses oreillers ou qu'on l'aide à changer de position peut aussi signifier qu'il faut s'occuper d'elle, lui parler, l'écouter.

Les conditions de vie doivent bien sûr être adaptées à l'évolution physique de la personne âgée dépendante. Monter deux étages pour accéder à sa chambre peut constituer une épreuve, puis devenir impossible à une personne qui souffre d'arthrose. La solution, dans ce cas précis, consiste à équiper la rampe de l'escalier d'un élévateur, à changer la personne de chambre, ou à déménager.

La prise en charge d'une personne âgée dépendante demande un constant effort d'adaptation à son état.

SES BESOINS PSYCHOLOGIQUES

La satisfaction de ces besoins conditionne en grande partie la stabilisation ou l'évolution de la maladie. Une personne triste, qui n'a plus de motivations, glisse rapidement vers la dépression. Une personne anxieuse et inquiète perd ses moyens et son autonomie. Une personne âgée dépendante qui se sent entourée compense mieux ses handicaps.

Le besoin de sécurité

Il est très vif chez les personnes âgées qui, conscientes de leur vulnérabilité, se sentent facilement menacées. Leurs craintes sont hélas parfois justifiées, car des individus sans scrupules abusent parfois de ce que la loi appelle leur état de faiblesse (rendez-vous page 207).

• La sécurité matérielle

Verrouiller la porte d'entrée, fermer les volets à la tombée de la nuit, cacher ses bijoux et son argent sont des précautions qui peuvent devenir obsessionnelles. « On me vole tout » s'exclame une dame dans sa maison de retraite dès qu'elle ne trouve plus son mouchoir…

Il est vrai que les personnes âgées égarent facilement leurs objets usuels, et quand elles ne les perdent pas, elles vérifient qu'elles ne les ont pas perdus. Sylvie a placé dans une pochette attachée à la taille de sa mère, Denise, ses objets personnels : son mouchoir, son porte-monnaie (avec 3 euros), son rouge à lèvres, son peigne, la clé de son appartement (dont Sylvie a évidemment le double). Denise, pour se rassurer, vérifie tous les quarts d'heure qu'elle a bien ses affaires…

• La sécurité financière

Avec la difficulté à faire ses comptes et à lire ses relevés de banque, la peur de manquer d'argent est courante. Certains confondent encore les anciens et les nouveaux francs… et cette confusion va certainement s'aggraver avec le passage à l'euro. « Viens vite, je n'ai plus un sou », téléphone Guy à sa fille qui accourt. « Ma caisse de retraite m'a viré 700 F seulement ! » Il s'agissait de 7000 F. Trois jours après, Guy renouvelle l'appel pour le même motif et sa fille parvient à grand-peine à le rassurer.

• La sécurité physique

Les personnes qui ont eu des troubles de l'équilibre, qui sont tombées, ont peur de marcher, de sortir seules. « J'aimais bien aller déjeuner de temps en temps chez l'Italien qui me donnait double part de tiramisu, mais maintenant, je reste chez moi, j'ai bien trop peur dans la rue depuis que je suis tombée », déplore cette dame de 89 ans qui vit seule.

L'usage de la canne suffit souvent à rassurer la personne âgée. Marie, 85 ans, a trouvé mieux : « Comme je perds facilement l'équilibre et que je ne peux rien porter, mon fils m'a acheté un rollator. C'est très pratique, ce n'est pas laid, et je l'utilise même à la maison. » (Rendez-vous page 61).

La crainte est évidemment encore plus vive chez les personnes âgées qui ont subi une agression.

• La sécurité affective

Le plus souvent, nos parents nous ont donné beaucoup d'amour. Nous avons grandi et nous sommes partis. Les gestes de tendresse sont devenus plus rares. Fragiles, démunis, au crépuscule de leur vie, nos parents âgés dépendants ont besoin de se sentir aimés. Un mot gentil, un sourire, une attention, une caresse de la part de leurs proches suffit parfois à leur redonner le goût de vivre.

Dans le tourbillon de la vie quotidienne, nous n'y pensons pas toujours.

Le besoin de reconnaissance sociale

La personne âgée dépendante a le sentiment de ne plus exister sur la scène de la vie active. Marthe, 84 ans, le dit elle-même : « Je me suis beaucoup occupée de mes enfants, puis de mes petits-enfants ; il y a quelques années encore, je les ai emmenés en vacances, je faisais du vélo avec eux... Maintenant, j'ai tellement de rhumatismes que je ne peux même plus tricoter. Je ne suis bonne à rien. »

Le sentiment d'inutilité se rencontre très souvent chez les personnes qui ont mené une vie active, professionnelle ou non. « Je suis fini, je ne sers à rien, qu'est-ce que je fiche sur terre » sont des termes qui reviennent souvent dans leurs plaintes.

Ses jambes ne le portent plus, son esprit l'a déserté... : il n'est plus « utile » parce qu'il n'est plus productif. La société, tournée vers l'efficacité et la rentabilité, ne fait pas de cadeaux. Ne fermons pas les yeux sur le rejet dont les personnes âgées dépendantes font trop souvent l'objet. Il faut le dénoncer et le combattre.

Tout être humain a besoin de reconnaissance. Une personne âgée dépendante a un passé qui est l'essentiel de sa richesse ; respectons-la pour ses peines, ses joies, son expérience. Quel que soit son état aujourd'hui, même si elle erre au fond de la nuit de la démence sénile, elle demeure un maillon de la chaîne de la vie.

Le besoin de contacts

Les personnes âgées dépendantes ont un besoin accru de contacts. Par la parole d'abord : elles apprécient d'avoir des informations sur leur famille, mais aussi sur les voisins, la ville, le village : les derniers petits potins les occupent et meublent leur vie. Privées d'activité, elles vivent ainsi un peu par procuration et ne se sentent pas exclues d'une communauté.

Par l'écoute ensuite : leurs inquiétudes, leurs soucis, leurs joies, elles ont besoin de les faire partager.

Par le geste enfin : une caresse, une étreinte, un baiser, tous les témoignages d'affection leur mettent du baume au cœur. Elles en ont bien besoin. Les distractions leur permettent aussi de communiquer avec le monde extérieur, même à un niveau élevé de dépendance : la radio, la télévision, la musique, la peinture, les promenades...

Le besoin d'autonomie

Ne plus être libre de ses mouvements, entravé par la maladie ou le handicap, c'est une atteinte à l'autonomie, mal vécue et mal supportée. La personne âgée dépendante a besoin qu'on l'encourage à mettre en pratique l'autonomie qui lui reste pour ne pas perdre ses moyens, pour ne pas se sentir dévalorisée.

Les besoins spirituels

L'âge rapproche parfois des croyances religieuses. La foi peut sauver du désespoir et donner un sens aux souffrances. La plupart des institutions, comme les hôpitaux, offrent la possibilité de recevoir un ministre du culte. Si votre parent est chez lui et en manifeste le désir, demandez un rendez-vous au prêtre de sa paroisse, au pasteur, au rabbin, à l'imam, afin qu'il vous explique comment il peut intervenir.

LES RÉACTIONS DE VOTRE PARENT FACE À SA DÉPENDANCE

Il n'est pas donné à tout le monde d'avoir la sagesse de se résigner à accepter les méfaits de l'âge et de la dépendance. Lorsqu'on a été alerte et dynamique pendant des dizaines d'années, comment supporter un handicap qui restreint la liberté ? Les réactions sont diverses, en écho de la personnalité, mais aussi de l'attitude de l'entourage :

• **Le déni**

Simon, 78 ans, diabétique depuis quarante ans, souffre d'une destruction partielle de sa rétine. Il affirme cependant très bien voir. Sur le conseil pressant de l'ophtalmologiste, ses enfants l'ont contraint à ne plus se servir de sa voiture. Simon, furieux, a immédiatement recherché dans son garage un vieux Vélosolex, et il est très fier d'annoncer aux siens épouvantés qu'il parcourt les Champs-Elysées sans appréhension… Qu'exprime-t-il ainsi ? Le refus de reconnaître l'existence de son handicap visuel.

• **La révolte**

Louis, 77 ans, était un homme élégant, sportif, séduisant, qui collectionnait les conquêtes féminines. Un accident vasculaire cérébral lui a laissé des séquelles minimes, mais il ne supporte pas de ne pas avoir retrouvé une totale autonomie. Alors, lui qui était si jovial, entre dans des colères épouvantables à la moindre contrariété, affolant son aide-ménagère. Que signifie cette attitude ? La colère de ne plus être fidèle à celui qu'il a été.

• **La régression**

Fernande, 83 ans, ne fait plus aucun effort pour se lever, se laver et s'habiller. Elle en a les capacités physiques, mais exige chaque matin que ce soit son aide-soignante qui lui passe ses vêtements. Que veut-elle dire ? Qu'elle a besoin qu'on la materne pour la consoler.

• **Le repli**

Paule aurait dû être heureuse lorsque son petit-fils lui a annoncé qu'il célébrerait son prochain mariage dans la maison de famille. Mais elle a refusé d'y assister, malgré l'insistance de ses enfants. Pourquoi cette attitude ? Parce qu'elle n'a plus la capacité d'exprimer des sentiments et de partager des joies.

Cette attitude se rencontre aussi parfois à l'occasion de l'annonce d'un deuil : Laurence a pris mille précautions pour annoncer à sa mère le décès d'une de ses très bonnes amies. « Ah bon ! » fut sa seule réponse, et elle se remit à regarder la télévision.

PIRE QUE L'ÂGE ET LA DÉPENDANCE : LA SOLITUDE

Elle est la cause essentielle des syndromes de glissement des personnes âgées ; pas d'écoute, pas de dialogue, pas d'affection = plus de raisons de vivre. Pour que votre parent vive dans les meilleures conditions, pour que son état ne s'aggrave pas, pour lui donner tout le bonheur qu'il peut encore apprécier, combattez sa solitude.
Il ne s'agit pas d'être auprès de lui toute la journée, mais de lui montrer que vous n'êtes pas loin, que vous pensez à lui et qu'il n'est pas abandonné (rendez-vous page 45).
Nous avons chacun un seuil personnel de tolérance à la solitude. L'un, très communicatif, a besoin de présence en permanence, l'autre, introverti apprécie qu'on le laisse tranquille…
Une personne âgée dépendante a elle aussi des besoins qui lui sont propres. Soyez attentif aux signes d'appel de la souffrance morale.

Certains sont pour ainsi dire codés ; ce sont :

- les « caprices « : votre parent refuse ce qu'il avait accepté ou demandé quelques minutes plus tôt,

- la somatisation : il se plaint de maux divers qui changent de localisation selon les jours ou les heures.

D'autres sont évidents :

- les pleurs, qui à première vue ne semblent pas motivés,

- la tristesse, silencieuse comme un regard bouleversant de détresse ou éloquente comme des plaintes,

- la perte d'autonomie : refus de se laver, de manger, incontinence.

Il vous faudra peut-être remettre en cause toute l'organisation que vous avez mise sur pied pour la prise en charge de votre parent. Cela créera peut-être pour vous des difficultés, des sacrifices financiers. Ne vous culpabilisez pas, mais n'oubliez pas que la solitude est mortifère : on voit souvent des personnes âgées esseulées sombrer dans l'alcool, l'usage abusif de somnifères, ou recourir au suicide.

Nous verrons ensemble un peu plus loin dans ce chapitre comment lutter contre la solitude.

Comment adapter votre comportement

« En arrivant au chevet de mon ami d'enfance qui avait une paralysie faciale à la suite d'un accident vasculaire cérébral, j'ai été pris de panique : comment me comporter ? qu'allais-je lui dire ? comment lui parler ? »

Face à la maladie, au handicap et à la démence, nous

L'infantilisation : une dérive fréquente

Le désir légitime de protéger une personne âgée dépendante conduit parfois à des excès.
La consultation du docteur T l'illustre bien :
- Qu'est-ce qui ne va pas, Monsieur D ?
- Il tousse beaucoup, répond sa femme.
- Monsieur D, avez-vous mal ici quand vous toussez ?
- Il dit qu'il a mal ici, sous les côtes, rétorque encore Madame D.
- S'il vous plaît, Madame, laissez-le parler !

Le docteur T constate : « Lorsque je rends visite à des patients âgés, je rencontre la plupart du temps des personnes de leur famille qui assistent à la consultation. Je suis heureux de constater que mes patients sont entourés, mais il arrive souvent que, lorsque je pose une question au malade, ce n'est pas lui qui répond, alors qu'il est parfaitement en mesure de le faire, mais son conjoint ou son enfant. »
Étouffée à force d'être couvée, la personne âgée infantilisée n'est plus un sujet, mais elle devient un objet.

Pourtant, il est parfois nécessaire de « court-circuiter » son parent, ainsi que le montre le témoignage de Rosine : « Un jour, mon père est revenu chez lui accompagné d'une dame à qui il avait demandé son chemin dans la rue, car il s'était perdu, alors qu'il était à 200 mètres de l'immeuble, dan un quartier où il vit depuis cinquante ans. Mais il a refusé de parler de cet épisode au médecin quand il l'a vu pour un rhume la semaine suivante. J'ai dû appeler le médecin "en douce" pour le lui signaler. »

Il faut trouver un moyen terme entre l'infantilisation et la vigilance.

sommes en plein désarroi. Nous voulons trouver le ton juste, entre l'apitoiement et la rudesse, pour réconforter sans laisser paraître notre peine, favoriser l'autonomie sans mettre en situation d'échec…

Les conseils qui suivent sont le fruit de l'expérience de soignants ; ces comportements ont pour objectif de répondre aux besoins psychologiques de la personne âgée dépendante, mais aussi de vous protéger des attitudes difficiles à supporter.

Aménagez sa vie par étapes

Si vous devez réaliser des travaux d'aménagement importants dans le logement de votre parent, ou avoir recours à plusieurs intervenants différents (aide ménagère, aide-soignante, kinésithérapeute…), vous perturbez son environnement. Cette effervescence autour de lui peut le déstabiliser. Elle peut même aggraver les symptômes de sa pathologie. Cela est particulièrement vrai pour les malades d'Alzheimer.

Dans la mesure du possible, il est préférable d'agir par paliers, de ne pas changer toutes ses habitudes en même temps et d'attendre, pour lui présenter un visage nouveau, qu'il soit bien accoutumé au précédent intervenant.

Programmez vos visites

Les personnes âgées apprécient d'avoir des repères ; savoir que vous venez le voir, par exemple, le mardi et le vendredi va rassurer votre parent.

Le rythme de vos visites dépend bien sûr de plusieurs facteurs : de l'état de santé de votre parent, de votre disponibilité et de votre éloignement, du nombre de personnes qui peuvent le visiter.

Marguerite, elle, n'a qu'un fils qui a un métier prenant l'obligeant à beaucoup voyager ; elle le voit le dimanche soir. Chacun fait de son mieux.

POUR NE PLUS ÉGARER LES OBJETS USUELS...

La perte de mémoire est un signe de l'âge... qui apparaît très tôt. Quel quadragénaire n'a pas cherché ses lunettes ou ses clés pendant plusieurs minutes ou plusieurs heures ? Chez une personne âgée, les oublis peuvent être pluri-quotidiens.

Pour éviter que votre parent n'égare ses objets usuels, pas de solution miracle, mais quelques « trucs » qui ont fait leurs preuves :

- attachez ses lunettes autour de son cou avec un cordon,
- choisissez des objets de couleur vive : un trousseau de clés en cuir marron se distingue mal sur un meuble. Osez le vert ou l'orange, même si cela ne vous semble pas élégant,
- rangez sa carte bancaire et son chéquier dans un endroit sûr, et dites-le-lui ; mais laissez à sa disposition un peu d'argent dans un porte-monnaie,
- mettez au coffre à la banque ses bijoux précieux, à l'occasion d'un départ en vacances, par exemple. Offrez-lui de jolis bijoux fantaisie. Georgette a perdu (ou donné ?) un superbe collier de perles fines d'une grande valeur ; depuis, ses filles ont remisé au coffre ses bracelets et ses bagues et lui ont offert pour son anniversaire une belle parure.

S'il vit en institution :

- offrez-lui une pochette à attacher autour de la taille, ou un petit sac à dos, ou un sac à bandoulière léger pour qu'il puisse emporter au salon ce dont il a besoin,
- marquez toutes ses affaires à son nom (noms tissés à commander en mercerie).

Dans la mesure du possible :

- évitez les réunions trop nombreuses sauf événement particulier : cinq personnes autour d'un lit ou d'un fauteuil créent beaucoup d'agitation pour une personne habituée au calme,

- organisez des relais afin que tous les membres de la famille ne se retrouvent pas chez leur parent en même temps. Fatima, 83 ans, a six enfants qui habitent tous en région parisienne ; chacun a son jour de visite, les uns le soir après le travail, les autres à l'heure du repas de midi, certains passent aussi le dimanche,

- pendant votre visite, restez le plus longtemps possible

auprès de votre parent pour lui parler et l'écouter. Tant pis si la cuisine n'est pas bien rangée...

- ne vous décommandez pas sans raison valable : vos visites sont attendues, il serait tellement déçu !

Maintenez le dialogue

L'apparition de l'âge et de la dépendance ne doit pas modifier votre dialogue avec votre parent ; parlez-lui de vous, des personnes qu'il connaît, d'une émission que vous avez vue ou entendue, d'un article que vous avez lu, des potins du quartier ou du village, bref de la vie. C'est ainsi qu'il se sentira intégré dans la société et non marginalisé.

Faites-le participer aux événements heureux de la famille. Comme Lorraine, qui fit 800 km pour présenter son bébé d'un mois à sa grand-mère placée en institution. L'événement fut l'objet des conversations entre les résidantes pendant au moins une semaine !

Ne lui cachez pas non plus les mauvaises nouvelles : l'hospitalisation ou le décès d'une personne qui venait le voir jusqu'à présent, par exemple, car il ne comprendrait pas la raison de cet abandon.

Il ne me comprend plus !

Si votre parent souffre de la maladie d'Azheimer, ou de troubles assimilés, vous pensez peut-être qu'il ne vous comprend plus. Il est difficile de mesurer le niveau de compréhension d'une personne touchée par cette affection. Ne renoncez pas à lui parler d'une voix calme et douce, en vous asseyant devant lui. S'il ne saisit pas les mots, il percevra l'intonation de votre voix. Si vous vous taisez, il s'enfermera davantage dans sa maladie. C'est pourquoi les soignants recommandent d'accompagner les gestes de commentaires, même s'il est probable que vous n'aurez pas de réponse. « Bien, nous allons déjeuner, tu vas t'asseoir et je vais te servir » ou : « Je vais t'aider à mettre ta jupe. »

Proposez-lui des occupations

Votre parent a, comme tout le monde, besoin de s'occuper. Une personne âgée désœuvrée « rumine » ses misères, ressasse le passé et s'ennuie. L'ennui mène bien vite à la dépression.

Bien sûr, il faut trouver une activité qui convienne à ses goûts personnels et à ses capacités physiques et intellectuelles : lecture, bridge, scrabble, tricot, tapisserie, broderie, réussites, puzzles, philatélie, dessin, peinture, musique.

Ainsi par exemple :

- Annick, 55 ans, qui souffre depuis l'enfance d'un handicap mental léger, s'est véritablement épanouie lorsque sa sœur lui a confié la réalisation de couvertures en tricot pour les petits enfants dont elle attendait la naissance.

- Denise, 83 ans, qui souffre d'arthrose dégénérative, d'insuffisance rénale aiguë traitée par dialyse et de troubles de la mémoire, attend avec impatience le mardi : plusieurs de ses amies lui rendent visite et elles font une partie de scrabble (avec cagnotte !) avant de partager un bon goûter...

Abonnez-le à ses magazines favoris. Variez les thèmes selon ses préférences. Ainsi, Denise, qui aimait beaucoup bricoler, est ravie de feuilleter des revues de bricolage ; Roger se promène avec joie dans les illustrations de son magazine mensuel sur les voyages...

Il se peut que, dans un premier temps, votre parent refuse l'activité proposée. Ne soyez pas déçu, il peut se raviser. André, 86 ans, avait refusé les mots croisés que son fils lui avait apportés, avec un crayon et une loupe, espérant le distraire. « Ça ne m'intéresse plus, je n'y vois pas assez bien, cela va me fatiguer », disait-il. Son fils est parti en laissant les mots croisés sur la table de chevet. Le surlendemain, il constatait que son père avait rempli plusieurs grilles...

Prenez soin de son allure extérieure

Vous ne supporterez pas longtemps de voir votre parent déambuler dans sa chambre en pyjama ou en chemise de nuit avec les cheveux hirsutes. Veillez à ce qu'il soit habillé dans la journée, offrez-lui un foulard, une eau de toilette, un gilet, des bijoux fantaisie discrets, pourquoi pas, enfin, des objets qui lui rendent sa dignité et qui prouvent que vous le considérez comme une personne avec un rôle social à part entière. Sa bonne présentation sera le signe évident que l'on prend soin de lui.

La vie associative

Ce qui était un simple passe-temps peut devenir un véritable centre d'intérêt pour une personne âgée.
La participation à une association est souvent un grand facteur de bien-être pour une personne âgée qui a toutes ses facultés mentales, même si elle souffre d'un état de dépendance physique légère : possibilité de se faire des relations, d'avoir un loisir ou une occupation intéressante…

Toutes les mairies donnent la liste des associations de quartiers qui offrent l'avantage d'être à proximité. Vous pouvez aussi vous renseigner auprès d'associations nationales (rendez-vous au carnet d'adresses rubrique « loisirs » page 278).

Montrez-lui votre respect

Cela va de soi. Pourtant, ce n'est pas, dans les faits, aussi évident qu'il n'y paraît. Respecter son parent âgé dépendant, c'est le considérer comme une personne à part entière.

Le non-respect s'exprime par diverses attitudes blessantes, le plus souvent involontaires :

- **Parler devant lui comme s'il était absent.**

« Je trouve qu'il baisse beaucoup, je me demande s'il va tenir bien longtemps », « J'en ai assez, elle se salit toutes les nuits… » Devant une personne touchée par la maladie d'Alzheimer ou par une autre forme de démence, on peut être tenté de parler d'elle sans lui prêter attention, comme si elle était un objet. C'est une erreur, car on ne sait pas ce qu'elle peut comprendre, même si elle reste complètement indifférente en apparence.

• **Décider pour lui sans lui demander son avis.**

« Tu n'es plus bien dans cet appartement ; je t'ai trouvé quelque chose de mieux ; on déménage la semaine prochaine » : vous le mettez devant le fait accompli.

« Je ne sais pas si je vais dans ma maison ce week-end, je dépends de mes enfants, ils me prennent comme un paquet » : la personne âgée est dévalorisée.

Faites participer votre parent à vos décisions, ne lui donnez pas l'impression qu'il ne dirige plus sa vie, même si c'est, hélas, un peu vrai.

Cachez-lui vos sentiments négatifs

Il faut le reconnaître : c'est une épreuve de changer la couche souillée de son parent âgé incontinent. Ce n'est pas tant l'aspect matériel de l'acte, mais toute la symbolique qu'il représente qui nous révulse. Le sentiment de dégoût qui peut vous submerger est humain, mais c'est aussi une terrible épreuve pour votre parent s'il est conscient de la situation. Vous ne pouvez pas vous empêcher de ressentir ces sentiments, bien sûr, mais tentez de ne pas les exprimer, dédramatisez, dans son intérêt à lui comme dans le vôtre.

Le renvoi d'ascenseur

Micheline, en l'absence de l'aide-soignante de son père handicapé, doit procéder à sa toilette. Elle l'appréhende et lui tout autant. C'est dans le silence et dans la gêne qu'elle l'aide à se déshabiller et le soutient pour monter dans la baignoire. Il fond en larmes : « Comme j'ai honte de t'obliger à me laver, c'est terrible d'en arriver là ! » Micheline trouve la parade et lui répond : « Mais Papa, tu m'as lavée pendant des années, c'est chacun son tour, c'est ce qu'on appelle dans la vie professionnelle le renvoi d'ascenseur, et à propos de boulot, je t'ai déjà parlé de ma collègue Martine... » et la conversation continue sur les derniers potins du bureau. Micheline ne pense plus à sa gêne, et son père oublie son sentiment de dévalorisation. Ne pas laisser le silence pesant s'installer qui laisse chacun à ses sentiments négatifs, mais bavarder pour installer une complicité rend cette intimité physique moins pénible.

Décelez son mal-être

La dépendance est pénible pour celui qui la vit dans sa chair au quotidien. Il peut l'exprimer franchement mais aussi par des moyens détournés qu'il est important de savoir décoder.

Voici les comportements qui traduisent la souffrance et les réponses à y apporter :

• Les plaintes

Rien ne va jamais, votre parent n'est jamais content : « J'ai froid, c'est trop chaud, c'est mauvais, je suis mal assise, j'ai mal dormi, j'ai mal aux reins (à l'estomac, au cou...), j'ai mal digéré »...

Toutes ces lamentations expriment son mal-être général et son besoin d'être dorloté.

L'erreur : dire « Ce n'est rien, ça passera ! Je vais te faire du thé, tu n'y penseras plus. » Il se plaindra deux fois plus le lendemain. Prenez sa plainte en considération, écoutez-le et renchérissez : « Comment se fait-il que tu aies mal dormi ? Tu étais trop couvert ? Il y a eu du bruit ?... »

Le fait que vous vous intéressiez à ce qu'il ressent va le réconforter et apaiser ses angoisses.

• La provocation

Voici un aperçu de petites réflexions insidieuses propres à vous faire sortir de vos gonds :

« Évidemment, tu as mieux à faire que t'occuper de moi. »

« Tu vas te lasser et me laisser tomber. »

« Tu as l'air fatiguée ! »

« Je ne comprends pas comment tu vis. »

« Comme d'habitude, tu choisis la solution la plus simple. »

« Ta sœur, elle, elle sait faire la cuisine. »

« Vivement que je sois morte ! »

Ne vous méprenez pas, toutes ces phrases irritantes sont des SOS ; comme un petit garçon qui fait des bêtises pour qu'on s'occupe de lui, la personne âgée dépendante veut, en agaçant son entourage, prouver qu'elle existe.

Quand vous entendez : « Tu vas te lasser et me laisser

tomber », ne traduisez pas : « Je n'ai pas confiance en toi », mais plutôt : « J'ai besoin d'être rassuré sur mon avenir. » Alors, au lieu de répondre : « C'est sympa, après ce que je fais pour toi », dites : « Je suis là et jamais je ne t'abandonnerai. » Votre parent sera réconforté et plus heureux.

L'erreur : polémiquer. Vous allez vers une escalade qui peut s'achever dans les cris et les larmes. Votre parent sera effondré, et vous complètement exaspéré et culpabilisé.

Ne relevez pas la réflexion, mais posez-lui des questions sur sa vie, son passé, ses amis... Court-circuitez son agressivité et faites-le parler de lui. Ainsi, à la remarque : « Ta sœur, elle, elle sait faire la cuisine », enchaînez par exemple : « Quels sont les plats qu'elle te prépare ? »

• Les comportements alimentaires perturbés

Votre parent touche à peine à ses repas, ou au contraire, il dévore avidement ce qu'on lui donne, ou encore il grignote toute la journée : très souvent, le mal-être et les angoisses se traduisent dans le comportement alimentaire. Le refus de manger a plusieurs origines : il est seul face à son assiette, c'est-à-dire face à sa solitude. C'est pourquoi il est important, si vous le pouvez, de faire en sorte que quelqu'un soit avec lui au moment des repas. Si on lui parle, si on le distrait un peu de ses soucis, il s'alimentera plus volontiers. Le refus de manger dénote un syndrome de glissement qui est alarmant. Ne le négligez pas.

La boulimie et le grignotage ont aussi une signification psychologique ; ils dénotent un besoin de réconfort. L'alimentation a toujours été un moyen de réconforter. On calme un bébé en lui présentant le sein ou le biberon, on rassure un enfant en lui donnant un gâteau... Les sucreries et autres « douceurs » dont les personnes âgées sont souvent friandes ont bien pour but d'adoucir leur vie.

• Les caprices

Une personne âgée réclame son journal puis le refuse dès que vous le lui donnez, elle réclame sa fille et boude dès que celle-ci arrive… Voilà encore un comportement enfantin qui traduit un besoin de protection et d'affection.

L'erreur : ne pas manifester d'attention. Il faut une patience certaine pour entrer dans ce jeu et supporter les caprices, mais au bout de quelques réflexions, la personne se calme. Cela n'exclut pas que vous puissiez, gentiment mais fermement, lui faire remarquer qu'elle n'est pas aimable. Un reproche, c'est aussi une marque d'attention !

Les caprices de Liliane

Liliane est invitée à déjeuner chez sa nièce Sophie avec plusieurs amies de son âge à l'occasion de son anniversaire. À 11 heures 30, Liliane lui téléphone : « Je ne me sens pas bien, j'ai mal dormi, je ne viendrai pas. » Sophie lui dit tout de suite qu'elle va passer la voir. « Apporte-moi du pain de mie pour mon déjeuner, il n'y a rien à manger chez moi. » Sophie arrive avec le pain de mie et constate que le frigo a été rempli la veille par l'aide ménagère. Liliane a bonne mine. Sophie insiste pour qu'elle s'habille et qu'elle vienne déjeuner pour ne pas rester seule le jour de son anniversaire. « Je n'ai rien à me mettre », répond-elle. Sophie trouve dans un placard une robe très coquette et l'aide à la passer. « Je ne peux pas sortir sans rouge à lèvres. » Sophie cherche dans l'armoire de la salle de bains et trouve un bâton de rouge. « Je n'aime pas cette couleur. » Sophie lui prête le sien. « Je ne peux pas mettre mes chaussures, j'ai les pieds gonflés. » « Tant pis, tu viens en pantoufles », répond Sophie qui commence à s'impatienter. « Tu sais, je suis barbouillée, alors je ne mangerai rien. » « Dommage, je t'avais préparé une bonne choucroute, car je sais que tu aimes cela »…

Sophie ose : « Tu sais, Tatie, je voulais te faire plaisir, cela me contrarie que tu fasses des histoires. Aux prochaines fêtes, il vaut peut-être mieux que je n'organise plus rien… »

Liliane fut ravie de rencontrer ses amies, dévora la choucroute de bon appétit et se déclara enchantée de sa journée d'anniversaire…

Encouragez-le en douceur

Il faut souvent être assez directif avec les personnes âgées dépendantes pour les faire agir. Mais l'ordre donné avec autorité les dévalorise, casse les initiatives, développe la peur et peut entraîner un refus catégorique. Il est préférable de présenter l'exhortation avec douceur, d'une voix apaisante et rassurante, ce qui n'exclut pas une certaine fermeté si nécessaire. Par exemple :

« Tu pourrais faire un effort » :	« Je suis sûr que tu peux y arriver »
« Tu dois te laver » :	« Je te propose de faire ta toilette »
« Il faut que tu manges » :	« Tu vas aimer ce qu'on t'a préparé »
« Prends tes médicaments » :	« Je t'ai préparé tes médicaments »
« Couche-toi » :	« Tu seras mieux dans ton lit »
« Lève-toi » :	« Marchons un peu »

Favorisez son autonomie dans la limite de sa sécurité

Quand une personne âgée dépendante met une demi-heure à s'habiller seule, on est bien tenté de l'aider pour aller plus vite. Quand son jugement n'est plus assez sûr pour qu'elle prenne les bonnes décisions la concernant, on est tenté de se passer de son avis. Quand elle a une démarche hésitante, on craint de la laisser se déplacer seule.

Cette surprotection peut la dissuader d'agir et restreindre son autonomie.

L'une des tâches essentielles des soignants des personnes âgées dépendantes est justement de préserver le plus longtemps possible le peu d'autonomie qui leur reste, pour ne pas les mettre dans une situation d'échec qui aggravera leur dépendance. Pour stabiliser l'évolution, dans une maladie d'Alzheimer, les médecins recommandent de maintenir le plus possible les fonctions, de laisser agir en accompagnant.

Il n'est pas si facile, il est vrai, de veiller à leur protection sans les couver ou leur refuser l'action : Simone, 83 ans, un peu désorientée, adore nager et veut se baigner dans sa piscine. Sa fille refuse, car elle craint qu'en cas de malaise, elle ne puisse sortir sa mère de l'eau seule. Mais elle ne veut pas la priver de ce plaisir, alors il est décidé que Simone se baignera en présence des voisins qui pourront intervenir s'il y a danger.

Il existe parfois de véritables conflits lorsque le parent âgé, malgré son état de faiblesse ou de dépendance, continue à exercer son autorité envers son entourage. Ainsi, Isabelle vient rendre visite à sa mère, Gabrielle, 88 ans, comme chaque jour, et prend la liberté d'ouvrir le réfrigérateur ; elle y découvre des denrées dont la date de péremption est dépassée depuis plusieurs jours. Elle jette donc les produits, ce qui déchaîne la colère de Gabrielle, furieuse, qui lui fait remarquer : « Je ne t'ai rien demandé, ici tu es chez moi, alors tu ne touches à rien. »

Mais parfois, il est indispensable de restreindre l'autonomie. C'est le cas, en particulier, pour la voiture. Si votre parent a toujours conduit, la voiture est pour lui le symbole même de son autonomie. Lui interdire de conduire, c'est le mettre devant la réalité : il a vieilli, ses capacités ont diminué. Il se sent privé de liberté. Les hommes sont particulièrement touchés par cette privation. Qu'on le veuille ou non, la voiture est porteuse d'une symbolique de puissance, et donc de virilité. Il faut donc beaucoup de tact et de douceur pour faire admettre à une personne âgée qu'il est temps de laisser la voiture au garage. Certains, mais ce ne sont pas les plus nombreux, admettent que la circulation les effraie et préfèrent se faire conduire par leurs enfants. Mais d'autres roulent au pas au milieu d'une avenue bondée, quand ce n'est pas sur la file de gauche d'une autoroute, indifférents aux klaxons et aux commentaires des autres usagers.

Il faut le reconnaître, lorsqu'on vit à la campagne, ou dans une banlieue mal desservie, l'abandon de la voiture pose un réel problème, et ce sont les enfants ou les voisins qui doivent faire le relais.

« Bah, on la reconnaît de loin, votre mère, alors on fait attention et on la laisse passer », dit cet agriculteur au fils d'une dame de 86 ans vivant en pleine campagne et qui refusait absolument de lâcher le volant, conduisant à toute vitesse sur des routes sinueuses. La réflexion fait sourire, mais l'enjeu est trop grave pour qu'on laisse faire. Il est impératif de préserver la sécurité de votre parent, et celle des autres, automobilistes ou piétons.

Il n'existe pas, légalement, de moyens de contraindre votre parent à renoncer à conduire tant qu'il n'a pas été pris en infraction grave. C'est à vous d'être ferme et persuasif. Vous pouvez à la rigueur signaler vos craintes au préfet de son département, qui le fera convoquer à une visite médicale (article R 128 du Code de la route).

À NOTER : pour adoucir l'épreuve, si votre parent vit en ville, procurez-lui un abonnement de taxi (qui ne lui reviendra pas plus cher que l'entretien de sa voiture).

Elle n'a pas cédé pour la voiture

« Mon père a toujours conduit sa voiture, d'autant qu'il avait l'habitude de partir dans sa maison de campagne tous les week-ends. À la suite d'un accident vasculaire cérébral, il a eu des pertes de mémoire. J'étais très inquiète de le voir conduire, j'ai tenté de l'en dissuader, mais il a refusé catégoriquement.

Un jour, il a frôlé une voiture en stationnement, rayé la carrosserie, et il est parti sans s'apercevoir de rien. Des témoins l'ont vu, les gendarmes l'ont arrêté. Il a nié avoir causé l'accident, alors que les traces sur sa voiture le dénonçaient. Il a comparu devant un tribunal. Son permis lui a été retiré pendant trois mois. J'étais soulagée, mais comme je craignais qu'on ne le lui rende, j'ai téléphoné au commissariat de police pour expliquer que mon père devenait dangereux au volant. On m'a répondu que c'était le médecin qui prendrait la décision lors de la visite médicale préalable à la restitution du permis. Ce jour-là, mon père était en forme, et on lui a rendu son permis ! Huit jours plus tard, alors que j'étais assise à côté de lui, il a pris un sens interdit. Comme je le lui faisais remarquer, il a répondu : « C'est un raccourci »... Je me suis fâchée, nous nous sommes disputés, et j'ai eu bien des difficultés pour le persuader de ne plus conduire et de vendre sa voiture avant qu'il ne cause un accident grave.

Ne mettez pas l'accent sur ses lacunes

Votre mère pose la même question plusieurs fois de suite, ou ne trouve plus ses mots pour vous raconter un épisode de sa vie ; votre père met un quart d'heure pour revêtir son manteau et son écharpe pour sortir…

Ces comportements bien anodins peuvent vous irriter. Mais dire : « Je te l'ai déjà dit dix fois », ou « Tu te dépêches ? » n'aura pour effet que les renvoyer à leurs lacunes : la perte de mémoire, le ralentissement…

La patience est ici comme ailleurs le mot clé de la prise en charge des personnes âgées.

Répétez votre réponse à la question posée, aidez votre parent à retrouver le fil de sa pensée, ou à passer son vêtement sans le brusquer.

Communiquez par les gestes

Le geste est très important pour communiquer l'affection, la tendresse. Dès la naissance, le bébé a besoin d'être porté dans les bras, bercé et cajolé ; c'est à cette condition qu'il se développe, physiquement et psychiquement. Il ne comprend pas nos mots, mais il perçoit l'intention de nos gestes et de notre voix.

Il en est de même avec les personnes âgées dépendantes. Lorsqu'elles n'ont plus toutes leurs facultés mentales, lorsque les mots ne passent plus, ce contact est essentiel. Les gestes bienveillants et rassurants viennent au secours de leur vulnérabilité.

Ne soyez pas économe de gestes de tendresse avec votre parent : caressez sa joue, gardez sa main entre les vôtres, serrez-le dans vos bras, embrassez-le. Dans certaines familles, on garde une distante physique. Roger n'était pas un homme affectueux ; il serrait la main de ses fils et de ses petits-fils. C'était une coutume familiale : entre hommes, on ne s'embrasse pas. Lorsque l'âge et la maladie l'ont affaibli, comment oser tendre la main ? Comment établir un contact physique qui avait toujours été banni ? L'un de ses fils, sur les conseils du psychologue de la maison de retraite, prit l'habitude de poser la main sur son épaule en lui parlant. Roger s'en trouvait tout ému et rasséréné.

Écoutez-le

Ce besoin d'écoute existe chez chacun d'entre nous, mais il est très fort chez les personnes âgées dépendantes.

D'abord pour confier leurs angoisses sur leur santé, sur leur devenir. Ensuite pour ressusciter les jours heureux.

Le présent des personnes âgées dépendantes n'est souvent pas bien gai, et leur avenir est vraisemblablement sombre. Le souvenir des bons moments du passé peut les réconforter. Justement, si la mémoire immédiate leur fait défaut, elles sont souvent intarissables sur leurs souvenirs de jeunesse.

Intéressez-vous à leur vie, posez-leur des questions : c'est votre passé à vous aussi. Si elles en ont les capacités, demandez-leur de vous aider à faire l'arbre généalogique de la famille ; c'est une merveilleuse occupation pour les aînés et un beau cadeau pour leurs descendants.

Vous connaissez par cœur l'histoire de la famille ? Vous savez d'avance ce que votre parent va vous raconter ? Faites taire votre impatience. Laissez-le s'exprimer, écoutez-le avec bienveillance, il en a tellement besoin !

Comblez sa solitude

La solitude est un sentiment fréquent chez les personnes âgées et souvent inhérent à leur situation : les enfants ont quitté le foyer, le conjoint est parti le premier, les amis sont eux-mêmes âgés, parfois malades, en institution ou chez leurs enfants, ou ils se déplacent difficilement ; la maladie ou un handicap rendent les sorties périlleuses, ou les faibles revenus ne permettent pas de rémunérer une aide qui assure une présence suffisante…

Vous qui avez pris en charge votre parent, votre souci doit être de savoir s'il souffre de solitude, et à quel moment. Une personne âgée peut très bien supporter d'être seule dans la journée, puis au crépuscule, par exemple, ou au moment des repas, être prise de cafard et de crises de larmes.

Lorsque vous aurez identifié les besoins de votre parent, vous étudierez avec lui les moyens de combler cette solitude. Il n'existe pas, dans ce domaine, de panacée. Chacun improvise selon son caractère, et surtout selon les possibilités et les opportunités.

Ainsi, par exemple, Lucien, 74 ans, ancien ingénieur, est aujourd'hui dans un fauteuil roulant. Il se sentait très seul chez lui, malgré la visite de son aide ménagère chaque matin pendant deux heures. Les fins de journée, surtout, lui étaient pénibles ; un jour, une voisine lui dit que son fils a des problèmes scolaires en mathématiques et qu'il est promis à un redoublement. Lucien propose d'aider l'enfant à faire ses devoirs. Depuis, deux fois par semaine, à partir de 17 heures, Lucien reçoit le petit garçon pour le remettre à niveau. Et un copain de classe vient le mercredi après-midi. Depuis qu'il se sent responsable des progrès de ses jeunes élèves, Lucien « potasse » les programmes pour se mettre à jour. Il a un but dans sa vie, et les mères des garçons ne savent comment le remercier. Il a retrouvé un rôle social.

En règle générale :

- planifiez les journées et créez des repères temporels : repas, visite de l'aide ménagère, du kiné, feuilleton TV...
- donnez-lui des occupations,
- sollicitez la famille et les proches pour que chacun passe un coup de téléphone une fois par semaine, ou envoie une carte postale de voyage.

Le docteur T. n'oublie jamais d'envoyer des cartes postales à ses patients âgés lorsqu'il part en vacances. « En mon absence, ils peuvent consulter mon remplaçant, mais ils aiment bien savoir que je ne les oublie pas ; je connais certains d'entre eux depuis vingt-cinq ans, alors je fais un peu partie de leur famille. »

AMIS QUOI QU'IL ARRIVE : LES ANIMAUX DE COMPAGNIE

Chien ou chat apportent une présence affective qui est un véritable bienfait pour une personne âgée dont ils comblent la solitude et apaisent les angoisses.
D'ailleurs, on constate souvent une vraie dépression lorsque disparaît le compagnon à quatre pattes. Et une vraie joie lorsque les enfants offrent un nouvel ami.
Le choix de l'animal dépend des goûts personnels, mais il faut aussi prendre en considération les aspects pratiques.
Un chien est affectueux, fidèle, rassurant, mais il faut le sortir deux fois par jour s'il vit en appartement.
Un chat est casanier et n'a pas besoin de sortir, mais il est indépendant et pas toujours câlin…
Envisagez aussi les complications en cas de départ en vacances ou d'hospitalisation de votre parent si vous ne pouvez pas prendre vous-même l'animal. Il existe des pensions qui assurent la garde des animaux de compagnie, mais les prix de pension sont élevés : de l'ordre de 6,86 € à 10,67 € soit de 45 F à 70 F par jour pour un chat, et de 12,96 € à 15,24 € soit de 85 F à 100 F par jour pour un chien.
L'animal doit être vacciné, tatoué et assuré. Autres possibilités : les familles d'accueil ou, pour une absence courte, les gardes à domicile.
Certaines institutions acceptent d'accueillir les personnes âgées avec leur animal de compagnie ; il existe également un mouvement pour le parrainage des animaux : un parrain prend en charge l'animal et l'emmène rendre régulièrement visite à son maître résident.
Le vétérinaire sera votre meilleur conseiller ; vous pouvez aussi contacter la SPA ou une association de gardiennage d'animaux (rendez-vous au carnet d'adresses rubrique « animaux de compagnie » page 269).

Entrez dans son monde

Un rythme de vie qui se ralentit, des raisonnements qui ne trouvent plus d'écho… Une personne âgée dépendante ne vit pas, le plus souvent, sur votre tempo. Son monde à elle s'éloigne du vôtre.

On ne peut pas faire entendre raison à une personne qui n'a plus toute sa raison, c'est logique… Alors, c'est à vous de vous adapter à sa dépendance ou aux conséquences de sa maladie.

Cette recommandation s'impose lorsqu'on prend en charge un malade Alzheimer.

Par exemple, votre mère refuse de porter des collants malgré le froid ? Mieux vaut renoncer à la persuader, vos arguments ne l'atteindront pas ; essayez de lui acheter des pantalons avec une ceinture élastique à la taille. Elle refuse de manger des aliments solides avec une cuillère ? Donnez-lui des purées, des crèmes… avec une paille.

Il faut savoir abandonner ses principes, et mettre en œuvre, parfois, de l'ingéniosité pour rebondir dans des situations difficiles. Chacun trouvera le « truc qui marche » en essayant, en tâtonnant. Il suffit parfois de peu de choses : Sonia refusait obstinément de se laver et de se laisser laver : sa fille lui offrit de jolis savons parfumés, et elle accepta la toilette sans faire de drame.

Voici quelques conseils utiles pour vous aider à faire face aux différents stades de la maladie :

- Votre parent a des difficultés de prononciation, ou il répète le même mot, ou il fait des gestes pour montrer des objets : il vous faut deviner ce qu'il veut signifier.

Jeanne commence à se déshabiller devant ses enfants un dimanche après-midi ; comment interpréter cela ? Elle a trop

LE TÉLÉPHONE PORTABLE : UTILE OU INUTILE ?

Anne-Marie offre un téléphone portable à son oncle Pierre pour ses 86 ans, afin qu'il puisse toujours l'appeler en cas de besoin. L'intention est louable, mais Pierre, qui garde précieusement son portable dans sa poche, n'a jamais répondu à un appel ni même interrogé sa messagerie, bien que sa nièce lui ait expliqué dix fois comment s'en servir. Il n'y a rien d'étonnant à cela ; avec l'âge, il devient très difficile d'apprendre le fonctionnement d'un appareil nouveau.

Mais il existe des exceptions, comme Gilberte, 81 ans, qui est devenue une « accro » d'Internet et qui envoie régulièrement des e-mails à ses petits-enfants qui vivent à l'étranger…

Si votre parent manifeste le désir de s'initier aux technologies nouvelles, n'éludez pas, vous pourriez le dévaloriser ; mais n'espérez pas de résultats probants.

chaud ? Elle veut aller aux toilettes ? Elle veut mettre sa chemise de nuit pour se coucher ?

- Il prend un objet et en fait un usage inadapté : Paul cherche à écrire avec une fourchette ; que faire ? Donnez-lui un crayon et une feuille de papier, en nommant les objets.

- Il marche pendant des heures dans sa chambre, s'assied trente secondes, se relève et continue, au risque de se déshydrater, de s'épuiser, et d'épuiser son entourage : comment l'arrêter ? Si c'est possible, dans la journée, sortez avec lui, faites une marche de quelques minutes. Le soir, demandez au médecin un sédatif.

- Il a des crises d'angoisse : il tourne en rond, manipule sans cesse des objets, ou une partie de son corps ; donnez-lui une tisane ou une verre de lait, parlez-lui calmement, assis auprès de lui. Marie, parfois, se met à suffoquer et à tripoter convulsivement les boutons de son chemisier ; sa fille a trouvé un dérivatif : elle l'aide à s'asseoir devant la table de la salle à manger et dispose devant elle un gros catalogue de vente par correspondance ; la vue des images calme l'anxiété de Marie presque instantanément.

La fugue de 17 heures

C'est souvent en fin d'après-midi que les personnes âgées qui souffrent de la maladie d Alzheimer ou de troubles mentaux se manifestent le plus intensément : agitation, colères, crises de larmes, fugues.

Paul a pris l'habitude de se lever de son fauteuil, très souvent vers 17 heures, d'annoncer : « Je rentre à la maison », et de sortir en plein hiver en pantoufles et sans manteau. On l'a retrouvé plusieurs fois errant dans les rues de son quartier.

Si votre parent a tendance à fuguer, faut-il l'enfermer dans sa chambre au risque d'éveiller son angoisse ? Non, fermez plutôt la porte de l'appartement à clé. Dès que vous sentez son anxiété, appelez-le ; montrez-lui un journal illustré, ou donnez-lui un gâteau pour détourner son attention.

Par précaution, placez dans une poche de son pantalon, de sa robe, de son gilet, une carte avec son nom et son adresse ainsi que votre numéro de téléphone.

3

Le maintien à domicile

Dans ce chapitre :

Rester chez elles, dans leurs meubles, au milieu des objets qui leur sont chers, dans un environnement qu'elles connaissent bien est, en général, le souhait le plus cher des personnes âgées. On les comprend : elles y ont leurs repères, leurs habitudes, leurs souvenirs. D'ailleurs, aujourd'hui, plus de 7 personnes âgées dépendantes sur 10 vivent à domicile. Mais encore faut-il que leur univers soit adapté à leurs problèmes spécifiques, ne présente pas de dangers, qu'elles se sentent en sécurité et que leur quotidien soit grandement facilité par des aides extérieures.

Le maintien à domicile est un projet de vie que l'État et les collectivités tentent de favoriser par différentes mesures comme aides et soins à domicile... D'autre part, les sociétés de service fleurissent, toutes prêtes à répondre aux besoins croissants d'une clientèle nouvelle et nombreuse, celle des plus de 70 ans.

La société se mobilise de plus en plus pour permettre à ses aînés de rester chez eux aussi longtemps que possible, et c'est une orientation très positive. Mais pour que l'organisation se mette en place, puis s'adapte aux circonstances, il faut un « maître d'œuvre ».

Ce maître d'œuvre, c'est tout naturellement la famille, et les enfants en première ligne.

Quand faut-il envisager de mettre sur pied une structure ou une organisation de maintien à domicile ? Plusieurs signes doivent vous alerter : votre parent se nourrit mal ou peu, les soins de la toilette sont négligés, sa maison n'est plus entretenue, il perd très souvent ses affaires, il se trompe dans les dates, il se perd dehors ou il refuse de sortir même pour ses courses.

Dès lors que la décision de maintenir votre parent âgé dépendant chez lui a été prise, il faut organiser et gérer ce nouveau mode de vie. Votre mission est triple : veiller à sa santé, maintenir son moral et prévoir l'avenir. Car la situation est évolutive : la prise en charge et l'encadrement seront fonction du handicap et de l'importance de la dépendance. Le maintien à domicile nécessite parfois un nombre croissant d'intervenants, puis une présence permanente. Dans d'autres cas, il n'est qu'un palier car, l'état de santé exigeant des soins constants, il faut se résoudre au placement en institution.

Procédez par étapes : adaptez le logement aux besoins de votre parent, organisez sa vie quotidienne en coordination avec des aides et des organismes extérieurs si nécessaire, et soyez prêt à adapter la prise en charge aux besoins de votre parent.

Votre parent ne verra peut-être pas d'un bon œil votre prise en main : « Je n'ai besoin de personne », assurait Micheline qui se perdait régulièrement dans son quartier en faisant ses courses. « J'ai renvoyé ton espionne », annonça fièrement Françoise à sa fille qui avait engagé pour elle une aide ménagère. Usez de tact et de douceur pour faire accepter les mesures qui vous paraissent nécessaires.

L'ORGANISATION DE LA MAISON

Un intérieur agréable et rassurant est le meilleur cadre de vie pour une personne âgée dépendante.

L'arrivée du grand âge et l'apparition éventuelle d'un handicap modifient les conditions de vie : l'appartement jusqu'alors sécurisant peut présenter des dangers. Les accidents domestiques sont fréquents chez les personnes âgées.

Pour que votre parent vive chez lui dans les meilleures conditions de confort et de sécurité, passez en revue chaque pièce de son logement. Notez les facteurs de risques, et envisagez les solutions à apporter pour les supprimer ou du moins les minimiser.

Les aménagements

Votre objectif : éliminer les causes de blessure par chute, par brûlure, par empoisonnement.

En règle générale :

- déplacez les meubles contre lesquels votre parent peut se cogner, se blesser, ou buter ; attention aux tables basses aux angles vifs,

- rangez les objets précieux ou fragiles afin que votre parent ne les casse pas, s'il a une mauvaise vue ou une préhension rendue difficile par des rhumatismes. Mettez-les hors de sa portée, mais pas hors de sa vue pour qu'il puisse continuer à en profiter,

- placez des veilleuses pour faciliter ses déplacements la nuit, dans sa chambre, la salle de bains, les WC,

- éliminez les plantes vertes qui peuvent être toxiques ; demandez conseil au fleuriste. Certaines personnes touchées par la maladie d'Alzheimer en mâchent les feuilles,

- si votre parent voit très mal, veillez à l'éclairage : bannissez les spots qui éblouissent, répartissez des lampes dans les pièces, marquez les interrupteurs, les prises de courant, les poignées de portes de ruban adhésif de couleur orange ou rouge pour qu'il les distingue bien. Placez les objets toujours au même endroit pour qu'il se repère facilement, mettez dans sa poche une lampe de poche de petit format mais de grande puissance, équipez les escaliers de rampes et de barres fluo sur les marches.

• **L'entrée**

Faites poser à la porte d'entrée un système de sécurité : œilleton, entrebâilleur…

En immeuble collectif, prenez des dispositions pour qu'un voisin ou le gardien ait un double des clés. Très utile en cas de malaise ou de chutes.

• **La cuisine**

Les personnes âgées oublient parfois d'éteindre le gaz. Si possible, supprimez-le. Une plaque électrique présente moins de danger, surtout une plaque à induction (à condition qu'elle soit d'un maniement facile). Offrez-lui un four à micro-ondes : on peut y réchauffer les boissons (eau pour le thé, lait, potages…) ainsi que les plats préparés, sans risque de se brûler.

Surveillez régulièrement les dates de péremption des produits frais mais aussi des boîtes de conserve, qui peuvent être à l'origine d'intoxications alimentaires.

Rangez ou éliminez les briquets et les allumettes.

Placez les produits d'entretien dans un placard bien séparé

des denrées alimentaires pour éviter tout risque de confusion. Ne transvasez jamais un produit de ménage dans une bouteille ou un bocal alimentaire (eau de Javel dans une bouteille d'eau minérale, par exemple). Fermez éventuellement à clé ce placard.

• La salle d'eau

Attention au carrelage qui peut être glissant et aux tapis de bain sur lesquels votre parent peut trébucher. Une moquette est plus confortable et présente plus de sécurité. Un conseil : choisissez une moquette lavable et ne la fixez pas au sol pour pouvoir la nettoyer plus facilement.

Placez une chaise ou un tabouret devant le lavabo.

Équipez la baignoire et les WC de barres d'appui si votre parent a des difficultés pour se baisser et se relever. Pratique également : le rehausseur de siège de toilettes (rendez-vous page 61).

Vérifiez le bon fonctionnement de la robinetterie. Le calcaire peut bloquer les robinets et les rendre difficile à ouvrir et à fermer.

Posez un tapis de bain adhésif au fond de la baignoire ou sur le sol de la douche pour éviter les glissades et les chutes.

• Le séjour

Rangez les tapis, les tabourets bas, et tous les objets qui empêchent une circulation aisée.

Attention aux fils électriques qui encombrent le sol. Placez-les sous gaine contre les murs pour que votre parent ne trébuche pas dessus.

Du côté des revêtements de sol, vérifiez que la moquette ne présente pas de plis, ou que les lattes du parquet sont bien planes.

Placez le téléphone bien en vue, avec un carnet d'adresses où figureront en page de garde les numéros utiles : les pompiers, le SAMU, mais aussi le vôtre, celui du gardien, d'un voisin…

Aménagez un « coin » bien « cosy » pour votre parent : fauteuil confortable (muni d'une alèse si besoin est) avec un plaid et un repose-pieds devant la télévision, par exemple, avec à proximité une table avec ses objets usuels (lunettes, tricot, journaux...) et une source d'éclairage suffisante pour pouvoir lire sans fatigue.

• La chambre

Le confort de la chambre, c'est avant tout le lit. Vérifiez que la literie est en bon état. Un matelas trop mou ou un sommier usé peuvent être à l'origine de maux de dos et de douleurs diverses qui pénalisent la marche et l'autonomie.

Prévoyez un bon éclairage de chevet, une table de lit si votre parent reste alité une partie de la journée.

En cas de maladie ou d'alitement prolongé, un matelas anti-escarre peut s'avérer nécessaire. Demandez une prescription au médecin traitant (rendez-vous page 62).

Si le téléphone est situé dans la chambre, disposez-le sur une table à proximité du lit, avec le répertoire.

Classez les papiers médicaux, doubles d'ordonnances, carte de groupe sanguin, radios, résultats d'analyses, etc. dans une chemise. Vous pourriez en avoir besoin rapidement si votre parent était hospitalisé.

• Les fenêtres

Certaines personnes désorientées se penchent par la fenêtre ou la rambarde du balcon sans conscience du danger. Si c'est le cas de votre parent, faites aménager un système de protection (grillages, barreaux...).

À NOTER : si vous souhaitez des conseils pour l'aménagement du domicile, vous pouvez contacter un ergothérapeute (rendez-vous au carnet d'adresses rubrique « logement » page 278).

Les travaux

Une grande partie des travaux de rénovation de l'habitat peuvent donner droit à des subventions, soit de l'Agence Nationale pour l'Amélioration de l'Habitat (ANAH), soit des caisses de retraite. Le PACT de votre région peut aussi intervenir (rendez-vous page 278).

Le journal de bord

La majorité des personnes âgées se plaignent de manquer de mémoire. Le phénomène est courant, et il s'amorce tôt. Les « Post-it » doivent leur succès aux petits loupés de notre mémoire !

Les personnes âgées ont besoin de repères dans le temps ; aujourd'hui, c'est la visite du pédicure, demain, c'est la livraison du supermarché... Mais elles oublient le court terme et il faut qu'elles puissent vérifier l'information régulièrement, ne serait-ce que pour se rassurer.

Affichez un journal de bord dans la chambre ou dans le séjour de votre parent : tableau ou bien « paper-board » ou encore un grand semainier ouvert sur une table sur lequel vous marquez les « événements » de sa semaine, y compris les médicaments à prendre.

C'est ainsi que fonctionne Sylvie, qui, chaque dimanche, lorsqu'elle rend visite à sa mère, prépare le planning de la semaine sur un grand tableau noir. « Si elle ne se souvient pas quand doit venir le kinésithérapeute, elle consulte le tableau posé dans sa chambre. »

Aperçu du journal de bord de la mère de Sylvie :

Mercredi 28 novembre

8 h 30 :	*infirmière du labo pour ta prise de sang*
	petit déjeuner : 1 comprimé de XXXX + 2 comprimés de XXXX
	au courrier : tu vas recevoir XXX (son magazine préféré)
11 h 30 :	*Marie (l'aide ménagère)*
12 h 30 :	*2 gélules de XXXX*
15 h :	*kinési*
17 h :	*visite de Marion (sa petite-fille)*
18 h 30 :	*Madame Lemeure (la gardienne)*
19 h 30 :	*2 gélules de XXXX + 2 comprimés de XXXX*

VOS QUESTIONS/NOS RÉPONSES

• *Ma mère habite dans un pavillon. Sa chambre est au deuxième étage, la cuisine au rez-de-chaussée. Elle a des troubles de l'équilibre et je redoute beaucoup les chutes. J'envisage de la faire déménager, mais on me dit que ce n'est pas souhaitable, compte tenu de son âge. Que faire ?*

Les personnes âgées n'aiment pas le changement, a fortiori lorsqu'elles ont un handicap, même léger. En cas de maladie d'Alzheimer, ou de troubles mentaux de la sénescence, un déménagement peut entraîner une décompensation, c'est-à-dire une aggravation de la maladie. En ce qui concerne votre mère, il vous faut d'abord étudier les risques objectifs que présentent ces escaliers. Ne pouvez-vous pas aménager sa chambre au rez-de-chaussée ? Par ailleurs, il existe des appareillages à adapter sur les rampes d'escaliers, sortes d'ascenseurs personnels qui fonctionnent très bien. Renseignez-vous auprès d'un magasin d'appareillage médical. De toute façon, si vous pensez que le déménagement est la meilleure solution pour votre mère, il ne faut pas le lui imposer. Parlez-en dans la conversation, suggérez cette possibilité et observez sa réaction. Mais attention, même si elle vous dit qu'elle serait heureuse de partir et de ne plus avoir ces escaliers à monter et descendre, l'adaptation à un nouveau cadre de vie peut la perturber. Faites-la participer aux préparatifs, et dans sa nouvelle maison, aménagez sa chambre avec ses objets familiers, ses meubles…

• *Ma mère a toujours fumé. Mais atteinte de la maladie d'Alzheimer, elle refuse maintenant d'éteindre ses cigarettes dans un cendrier et jette ses mégots dans la corbeille de sa chambre. Elle a déjà mis le feu deux fois aux papiers qui s'y trouvaient. Cela m'ennuie de la priver complètement. Que faire ?*

Fumer une cigarette est sans doute l'un de ses seuls plaisirs, il serait cruel de l'en priver. Pour sa sécurité, ne laissez pas cigarettes, briquets, allumettes à sa portée. Donnez-lui chaque cigarette à la demande, et veillez qu'elle ne reste pas seule quand elle fume. Videz les cendriers au fur et à mesure, car elle pourrait tenter de rallumer les mégots éteints.

Le matériel spécialisé

Nous avons répertorié ici les équipements et ustensiles qui peuvent faciliter le maintien à domicile de votre parent âgé dépendant tout en lui offrant une meilleure autonomie avec un maximum de sécurité. Nous avons indiqué pour chacun d'eux un prix de vente moyen. Le matériel peut souvent être loué si l'investissement est lourd ou si le handicap est passager : lits médicalisés, fauteuils roulants, mais aussi cannes, déambulateurs…

• Où vous adresser ?

Consultez les pages jaunes de l'annuaire, rubrique « matériel médical », pour connaître l'adresse du magasin le plus proche de chez vous. Il en existe dans la plupart des villes de grande et moyenne importance. Certains magasins spécialisés proposent leur catalogue ainsi que l'adresse du distributeur le plus proche (rendez-vous au carnet d'adresses page 280). Ils offrent aussi des conseils personnalisés Vous pouvez commander sur place, par téléphone, par fax. Ils assurent la vente ou la location, livrent à domicile et assurent le service après-vente.

• Pour la toilette

Le bain, la douche et l'utilisation des toilettes peuvent devenir une véritable épreuve pour la personne âgée dépendante et son entourage. Il est important de faciliter ces actes élémentaires afin qu'elle puisse les accomplir seule et sans risque autant que possible. Sa dignité n'en sera que mieux préservée.

- barres d'accès à la baignoire (57,93 € soit 380 F)
- siège de bain avec ou sans dossier pour prendre son bain en position assise (36,59 € à 86,13 € soit 240 F à 565 F selon le modèle)
- tapis de bain antidérapant à poser au fond de la baignoire (16,77 € soit 110 F)

- plateau adaptable au lavabo pour les shampooings (40 € soit 262,38 F)
- protections étanches de plâtres et pansements pour prendre une douche sans les mouiller (28,97 € soit 190 F)
- barres de maintien pour les toilettes afin de prendre appui pour se baisser et se relever (68,60 € à 200 € soit 450 F à 1 312 F selon le modèle)
- rehausse-siège de toilettes de hauteur variable, 7, 13, 15 cm sans accoudoirs (22,15 € à 28,20 € soit 145 F à 185 F)
- rehausse-siège de toilettes de hauteur variable, 7, 13, 15 cm avec accoudoirs (114,18 € soit 749 F)
- fauteuils « garde-robe » avec accoudoirs escamotables, repose-pieds et vase d'aisance (102,62 € à 196,66 € soit 673 F à 1 290 F)
- protections pour personnes incontinentes, modèles adaptés selon le sexe, la taille et la forme d'incontinence (légère, moyenne ou sévère).

• **Pour les déplacements**

- cannes tripodes ou quadripodes (22,87 € à 24,39 € soit 150 F à 160 F)
- cannes anglaises (12,20 € soit 80 F)
- cadres de marche avec ou sans sacoches, filet ou panier pour emporter son journal, son ouvrage (53,81 € soit 353 F)
- rollators, déambulateurs roulants pliables 2, 3 ou 4 roues équipés pour circuler à l'intérieur et à l'extérieur avec porte-canne, panier, siège avec dossier, poignées ajustables, forme design (79,27 € à 205,81 € soit 520 F à 1350 F selon les modèles)
- fauteuils roulants manuels ou électriques (907,07 € à 4 419,50 € soit 5 950 F à 28 990 F selon les modèles).

• **Pour le repos**

- fauteuils releveurs haut dossier, accoudoirs, télécommande électrique permettant de le relever ou l'abaisser afin de s'asseoir et se relever facilement

- rehausseurs de pieds de fauteuils pour éviter d'avoir à trop se baisser pour s'asseoir (42,69 € soit 280 F)
- coussins anti-escarre pour fauteuil (30,49 € soit 200 F) remboursé sur prescription
- lit médicalisé sur roulettes avec relève-buste et relève-jambes électriques ; deux positions : position basse pour monter et descendre, position haute pour les soins ; potence et barrières de protection en option. Location sur prescription médicale, remboursée par la Sécurité sociale (16 € soit 105 F par semaine)
- matelas anti-escarre (190,56 € à 280,51 € soit 1250 F à 1840 F) pris en charge par la Sécurité sociale sur prescription
- surmatelas anti-escarre à air (45,73 € soit 300 F) remboursé sur prescription
- surmatelas anti-escarre à eau (91,47 € soit 600 F) remboursé sur prescription
- arceau de lit qui supporte le poids des couvertures lorsqu'une partie du corps ne doit supporter aucun contact (12,96 € à 16,77 € soit 85 F à 110 F)
- alèses antibactériennes, antimicrobiennes et antifongiques pour incontinence (41, 16 € soit 270 F pour un lit d'une personne)
- table de lit pour prendre son repas couché (72,41 € à 303,37 € soit 475 F à 1990 F)
- échelle de corde pour se relever de la position allongée à la position assise (14,94 € soit 98 F).

LE REMBOURSEMENT DES AIDES TECHNIQUES

Ces aides techniques apportent un grand confort aux personnes âgées dépendantes, mais si le petit matériel médical est accessible à toutes les bourses, certains équipements sont onéreux.
Sachez que sont pris en charge en partie ou en totalité par la Sécurité sociale sur prescription médicale : les fauteuils roulants, les lits médicalisés, les matelas et coussins anti-escarres, les déambulateurs et les cannes.
En cas de remboursement partiel de la Sécurité sociale, renseignez-vous auprès de la mutuelle de votre parent, qui peut compléter.

• **Pour les repas**

Arthrose, crise de rhumatismes, handicap latéral ou mauvaise vue, ou encore un alitement total peuvent rendre la prise des repas délicate. Voici quelques couverts et ustensiles étudiés pour faciliter la vie :

- rebord d'assiette adaptable sur une assiette plate, pour personnes qui ont une vision réduite ou l'usage d'une seule main (7,32 € soit 48 F)

- gobelet avec anses pour une meilleure préhension et couvercle pipette, pratique pour boire au lit sans renverser le liquide (11,59 € soit 76 F)

- couteau/fourchette en un seul couvert pour les personnes qui ont l'usage d'une seule main (21,34 € soit 140 F)

- couverts coudés pour les personnes qui souffrent d'arthrose (9,91 € pièce soit 65 F et 18,29 € soit 120 F le couteau)

- couverts à manches en plastique compensé pour une préhension plus facile par les personnes souffrant d'arthrose (45,58 € soit 299 F les 4 couverts)

- manches de couverts lestés adaptables pour personnes souffrant de tremblements (3,66 € soit 24 F pièce)

- tasse isotherme (10,52 € soit 69 F)

- gobelet à demi-contrôlé pour éviter les « fausses-routes » (5,34 € soit 35 F).

• **Pour la vie au quotidien**

Ces petits objets n'ont l'air de rien mais ils rendent des services très appréciables :

- pinces accrocheuses avec aimants pour ramasser les objets au sol sans se baisser (10,52 € à 13,57 € soit 69 F à 89 F)

- relève-buste pour lire, regarder la télévision, prendre ses repas au lit (38,11 € soit 250 F)

- loupe éclairante (12,96 € soit 85 F)

- téléphone avec touches à gros chiffres (environ 43 € soit environ 280 F chez France Télécom)

- Delta Manager, Minitel en braille, chez France Télécom

- Amifil, médaillon qui alerte la personne choisie par son

La gestion des médicaments

« L'ai-je pris ou est-il tombé par terre ? Au fait, l'ai-je sorti de sa boîte ? »

Dans le doute, vaut-il mieux prendre deux cachets au lieu d'un, ou pas de cachets du tout ?

Oublier une gélule de vitamines de temps à autre n'a pas beaucoup d'importance ; les conséquences sont plus graves si on oublie plusieurs fois son médicament contre l'hypertension ou la tachycardie.

Deux, trois, cinq comprimés plusieurs fois par jour, ampoules, sirops… les remèdes sont parfois nombreux et demandent une véritable organisation.

Cette gestion, c'est la famille ou l'infirmière ou encore l'aide-soignante qui doit l'assurer si la personne âgée ne peut le faire.

En voici les principes :

- Utilisez un pilulier ou un distributeur de médicaments ; il en existe de plus ou moins sophistiqués selon l'importance du traitement suivi. Répartissez les médicaments dans les compartiments matin, midi et soir de chaque jour de la semaine.
- Inscrivez sur la boîte de médicament la posologie recommandée par le médecin et la date de début et de fin du traitement : par exemple 1 comprimé matin, midi et soir pendant 5 jours, du ... au ...
- Inscrivez sur le journal de bord de la semaine les différents médicaments à prendre, avec indication des heures.
- Gardez à portée de main le double des ordonnances des médecins.
- Conservez les médicaments dans un endroit fermé éventuellement à clé si vous craignez que votre parent ne les utilise à mauvais escient.

Et quelques conseils :

- Suivez scrupuleusement la posologie indiquée par le médecin ; n'arrêtez jamais un médicament de votre propre initiative, même si les symptômes ont disparu.
- Téléphonez au médecin ou au pharmacien si vous constatez l'apparition d'effets secondaires, mais n'arrêtez pas le traitement.
- Ne pratiquez pas l'automédication même pour une affection bénigne ; les interactions entre plusieurs traitements peuvent avoir des effets graves.
- Jetez sans hésitation les médicaments périmés ou ceux dont votre parent n'a plus l'utilisation.

• Gardez dans une armoire à pharmacie :
- un thermomètre,
- des compresses stériles et du sparadrap,
- du coton hydrophile,
- de l'alcool à 90 %,
- un désinfectant cutané.

possesseur en cas de malaise, sur simple pression (France-Télécom)

- support de livre (42, 53 € soit 279 F)

- enfile-chaussettes et bas qui évite d'avoir à se baisser pour s'habiller (6,40 € soit 42 F)

- enfile-bouton pour boutonner et déboutonner ses vêtements sans difficulté (8,23 € soit 54 F)

- lacets élastiques pour lacer (ou faire lacer) ses souliers à l'avance en position droite et les enfiler sans avoir à se baisser (6,08 € soit 39, 90 F les 3 paires)

- porte-stylos pour une meilleure préhension en cas d'arthrose, par exemple (6,25 € soit 41 F les 3)

- détecteur d'appel téléphonique pour malentendants (France-Télécom ; rendez-vous au carnet d'adresses page 281)

- amplificateur pour combiné téléphonique (France Télécom)

- tensiomètre électronique pour surveiller la tension ou vérifier l'effet d'un traitement (73,18 € à 114,03 € soit 480 F à 748 F)

- pilulier, permettant de répartir les médicaments en plusieurs prises sur sept jours (10,67 € à 20,58 € soit 70 F à 135 F)

- chaussures à ouverture totale pour faciliter le chaussage, avec semelles antidérapantes et réglage modulable, facilitant la rééducation de la marche après une fracture par exemple, bottillon ou sandale selon la saison (52,59 € à 81,10 € soit 345 F à 532 F).

La planification

Pour qu'une personne âgée dépendante puisse rester chez elle dans les meilleures conditions, il faut assurer une organisation sans faille, organisation qui puisse être évolutive en cas de nécessité.

Cela signifie que la famille joue un véritable rôle de chef d'orchestre entre les différents intervenants.

Comment planifier la vie de votre parent pour qu'il soit en sécurité et le plus heureux possible ?

Accordez son mode de vie à ses besoins.

Quels sont les besoins de votre parent ?

Ils dépendent de son niveau de dépendance physique, mentale et morale. Deux personnes âgées, à handicap physique identique, n'ont pas forcément les mêmes besoins de prise en charge. L'une, indépendante, se sentira étouffée par un encadrement ; l'autre, au contraire, sera sécurisée.

Questions à vous poser :

- quels sont les actes de la vie quotidienne qu'il peut faire seul en toute sécurité : courses, repas, toilette, habillage…
- quels sont les actes qui nécessitent une aide : …
- quels sont ses besoins de relations sociales, ses besoins d'occupation…

Qui va intervenir ?

Plus la dépendance est aiguë et plus la présence est importante.

D'abord, les différentes pathologies peuvent nécessiter l'intervention de plusieurs soignants : infirmière, kinésithérapeute, médecin…

Ensuite, la dépendance suppose plusieurs intervenants : aide- soignante pour la toilette, aide ménagère pour l'entretien de la maison et les repas, papy-sitter pour la garde…

Et ceci n'exclut pas la visite ponctuelle du gardien, de voisins…

La gestion de l'agenda de la personne âgée devient alors complexe, surtout lorsqu'il faut tenir compte des jours fériés, des ponts, des vacances...

« J'ai l'impression d'être un chef de gare » confie Béatrice qui, pour prévoir la prise en charge de sa mère pendant les mois d'été, doit passer des dizaines de coups de téléphone à ses frères et sœurs, aux associations d'aide à domicile...

Profils

• Denise, 83 ans, est veuve. Elle n'a pas de pathologie grave, mais simplement ce qu'elle appelle les maux de l'âge : l'arthrose, qui la handicape pour marcher, une très mauvaise vue, des pertes d'équilibre et des trous de mémoire. Elle vit chez elle, dans un appartement confortable. Ses enfants auraient voulu qu'elle soit assistée par une personne à demeure, mais Denise ne le veut pas. Alors ses enfants ont planifié sa vie :

- Chaque matin, une aide ménagère fait les courses, le ménage et les repas. Le dîner du soir est prêt sur un plateau dans la cuisine, il suffit de faire réchauffer le potage au micro-ondes.

- Le kinésithérapeute vient le lundi et le vendredi après-midi.

- Le mardi après-midi, deux amies plus jeunes viennent lui tenir compagnie.

- Le mercredi soir, son fils passe la voir après le bureau.

- Le samedi matin, ce sont ses petits-enfants qui se relayent pour lui rendre visite, l'un après l'entraînement de foot, l'autre après le cours de danse.

- Le dimanche, son gendre vient la chercher pour l'emmener déjeuner.

Tout allait bien, mais un jour Denise s'est trompée en prenant ses médicaments, et elle a eu une syncope ; maintenant, l'aide ménagère les prépare dans un pilulier.

Et puis un jour, en fin d'après-midi, Denise est tombée et n'a pas pu se relever. Depuis lors, elle est abonnée à un système de téléassistance.

• Charles et Thérèse ont 88 et 85 ans. Il se sent très fatigué et n'ose plus sortir seul. Elle souffre de maladie d'Alzheimer, à un stade

très avancé. Voici plusieurs années déjà que Charles a engagé une personne à demeure que son fils l'aide à rémunérer. Lorsque la gouvernante est absente, les samedis et dimanches, c'est une aide-soignante qui vient faire la toilette de Thérèse et l'habiller. Leur fils vient chez eux le dimanche pour préparer les repas.

• *Adrienne, 86 ans, s'est très mal remise d'une fracture du fémur. Elle est déjà tombée deux fois dans la rue et n'ose plus sortir seule. Une femme de ménage vient chaque matin pendant une heure et demie pour s'occuper de l'appartement. Sa fille, qui vit loin, l'a persuadée d'avoir recours au portage des repas, solution qu'Adrienne a refusée au début, pour s'en montrer satisfaite aujourd'hui. Pour les courses au quotidien, c'est sa fille qui s'en charge : après concertation au téléphone avec sa mère, elle commande les produits par fax à un supermarché à domicile qui livre Adrienne.*

Françoise a 84 ans et elle vit chez sa fille divorcée qui travaille à mi-temps l'après-midi. Ses troubles de mémoire se sont aggravés récemment, elle est sortie et n'a pas pu retrouver son chemin ; elle laisse les robinets ouverts… Une jeune fille vient tous les après-midi lui tenir compagnie, jouer avec elle aux dames, l'aider à faire des réussites pour maintenir son esprit en éveil.

• *Maurice, 82 ans, est très diabétique ; depuis une mauvaise chute, il marche mal. Il vivait avec sa femme qui vient de décéder d'un infarctus. Il a refusé d'aller habiter chez un de ses enfants, préférant rester dans son appartement, au milieu de ses souvenirs. Le midi et le soir, la gardienne de l'immeuble lui apporte ses repas. Deux fois par semaine, une aide ménagère s'occupe de la maison et du linge. Le pédicure vient deux fois par mois soigner ses pieds fragilisés par le diabète. Et un étudiant l'accompagne deux fois par semaine en promenade, car Maurice était, dans sa jeunesse, un grand sportif et il souffre de l'inaction.*

Une fois le rythme des journées établi, évitez de le modifier trop souvent, car la personne âgée a besoin de repères fixes. Ce principe s'impose en particulier si votre parent souffre de la maladie d'Alzheimer. Par exemple : le rite de la matinée comprend le réveil, l'accompagnement aux toilettes, le petit déjeuner, la toilette, l'installation dans le fauteuil du salon. Si vous inversez toilette et petit déjeuner, votre parent risque d'être perturbé, parce qu'il n'est plus en mesure de s'adapter. Cette perturbation se traduira alors aussi bien par de l'agitation, ou une désorientation plus importante.

Les solutions de repli

Dès que l'organisation du maintien à domicile est satisfaisante, que les intervenants sont « rodés », il reste à imaginer... l'imprévu.

« Lorsque la jeune fille qui gardait ma mère nous a prévenus qu'elle devait être opérée d'urgence de l'appendicite, ce fut la panique », raconte Jean-Louis. « J'étais en voyage à l'étranger avec ma femme, mes enfants scolarisés ne pouvaient pas s'en occuper... Finalement, c'est la mère d'une amie de ma fille qui nous a dépannés, le temps de trouver une remplaçante. »

Pour votre tranquillité d'esprit, il est toujours préférable de prévoir une solution en cas d'urgence, un relais qui puisse être opérationnel immédiatement.

Les visiteurs bénévoles

Lorsque les proches sont absents, certaines associations bénévoles proposent des visites aux personnes âgées dépendantes ; ces visiteurs peuvent les accompagner en promenade, partager un goûter, apporter quelques courses...

• Où vous adresser ?

Contactez la mairie ou la paroisse de la commune de votre parent, ou encore une association à l'échelon national (rendez-vous au carnet d'adresse page 285).

La vie de tous les jours

L'âge modifie les besoins élémentaires, et complique parfois l'accomplissement de certains actes courants.

L'alimentation

L'âge et la dépendance s'accompagnent souvent de dénutrition. Les raisons en sont diverses :

- manque d'appétit dû à l'inactivité ou à la dépression,
- diminution importante du goût et de l'odorat qui entraîne un désintérêt pour la nourriture : « Ce plat est fade, ça n'a aucun goût » sont des plaintes souvent entendues chez les personnes âgées,
- difficulté à préparer ses repas,
- problèmes dentaires : dents en mauvais état, prothèse mal adaptée sont à l'origine de difficultés masticatoires, et, de ce fait, du refus des aliments durs ou fibreux,
- digestion ralentie, due à une diminution des sécrétions gastriques et intestinales,
- revenus insuffisants ou volonté d'économiser par peur de manquer,
- ustensiles mal adaptés au handicap : difficulté à tenir une fourchette ou une cuiller, par exemple.

Les réserves nutritionnelles s'épuisent vite chez personne âgée dépendante, et la dénutrition peut apparaître rapidement, après un simple rhume et a fortiori après une maladie plus sérieuse. La dénutrition induit une baisse des défenses immunitaires, qui favorise les infections, augmente la fonte musculaire qui peut être responsable de chutes, elles-mêmes génératrices de perte d'autonomie, et il est ensuite difficile de sortir de ce cycle dénutrition-maladie. Les appareils d'impédancemétrie mesurent la composition corporelle et permettent de juger de l'état nutritionnel. Le médecin peut être amené à vous recommander de vous procurer un appareil, sur commande en pharmacie (Analycor de Spengler, Bodystat de Nutriweel).

L'âge entraîne toujours une perte de la masse musculaire, de 30 % à 40 % après 70 ans. Moins de muscles = moins de forces = risques de chute entraînant des fractures. Or, lorsque ses muscles ont disparu, la personne âgée, surtout si elle est dépendante, ne les récupère pas. Il faut donc limiter le plus possible cette fonte musculaire par une alimentation très riche en protéines.

Voici quelques conseils à suivre ou à donner à la personne qui s'occupe de votre parent :

- Même s'il n'a plus aucune activité physique, veillez à un apport de calories suffisant : 1500 calories par jour est un minimum pour éviter la dénutrition, mais 1 800 ou 2 000 calories sont préférables.

- Proposez des aliments assaisonnés, sans abuser des épices fortes ou trop exotiques mal supportées par les estomacs fragiles.

- Choisissez des viandes très tendres, ou hachez-les, éliminez les légumes et les fruits trop fibreux que la personne âgée mâchera difficilement.

- Maintenez un bon apport de protéines en préparant des desserts et des plats comprenant des laitages et des œufs (sauf si la personne a du cholestérol) : soufflé au fromage, œufs à la neige, flan aux légumes, gâteau de semoule… Ils sont faciles à consommer puisqu'ils n'ont pas à être mâchés, et nourrissants puisqu'ils contiennent des œufs et du lait.

- Utilisez du lait entier plutôt que du lait demi-écrémé, ajoutez un jaune d'œuf dans les purées, le riz, les pâtes, la semoule… ainsi que du fromage râpé pour augmenter le plus possible l'apport de protéines.

20 g de protéines = 1 steak de 100 g = 100 g de poisson = 100 g de volaille = 2 œufs = 1/2 litre de lait = 4 yaourts = 70 g de gruyère = 90 g de camembert = 180 g de fromage blanc

- Veillez que l'alimentation soit riche en calcium : 1 200 mg à 1 500 mg par jour sont nécessaires.

1 200 mg de calcium = 1/2 litre de lait + 2 yaourts (ou 300 g de fromage blanc) + 30 g de gruyère (ou 80 g de camembert)

- Si votre parent refuse la viande, donnez-lui au goûter une boisson protéinée, ou une crème dessert protéinée qui couvrira ses besoins en protéines de la journée (1 briquette de Fortimel = 20 g de protéines, soit l'équivalent d'un bifteck). Vous trouverez cette gamme de produits en pharmacie. Aromatisés (vanille, café, chocolat, fruits des bois...), ils sont agréables à boire et, en général, bien accueillis.

- N'oubliez pas les légumes et les fruits frais qui apportent des fibres nécessaires à un bon transit, préparés éventuellement en jus, en mousse, en purée, en tartare. Offrez à votre parent des biscuits au son et à la figue, s'il peut les mâcher sans difficulté.

- Variez le plus possible ses menus, tout en respectant ses préférences.

- Fractionnez l'apport alimentaire en plusieurs repas : petit déjeuner, collation légère dans la matinée, déjeuner, goûter, dîner.

- Si votre parent ne sort pas, s'il n'a pas la possibilité de s'exposer un peu au soleil sur un balcon, une terrasse, demandez au médecin si la prescription de vitamine D sous forme de complément alimentaire est souhaitable pour lui. En effet, cette vitamine, fabriquée par l'organisme sous l'effet des rayons du soleil, manque souvent aux personnes âgées qui restent chez elles.

- Assurez-vous que les besoins en eau de votre parent sont bien respectés : 1,5 litre par jour, 2 litres par jour s'il fait très chaud (en été, ou si le logement est surchauffé) ou s'il a de la fièvre.

- Mettez chaque jour un joli couvert coloré, sur un set ou une nappe plastifiés.

- Si le médecin a prescrit un régime particulier, si votre parent est diabétique, par exemple, suivez-le à la lettre (rendez-vous page 117).

Si votre parent ne peut plus manger seul, voici quelques conseils :

- Asseyez-vous en face de lui, il est important qu'il voie votre visage.

- Utilisez une cuillère de préférence à une fourchette pour ne pas risquer de le blesser.

- N'oubliez pas de lui donner à boire s'il ne peut pas réclamer.

Un grand danger : la déshydratation

Les personnes âgées se déshydratent vite.

Il existe plusieurs causes à ce phénomène :

- leur masse musculaire, qui contenait 73 % d'eau lorsqu'elles avaient entre 20 et 70 ans, a diminué,

- elles ont une diurèse plus importante, c'est-à-dire qu'elles urinent plus souvent,

- elles ressentent très rarement la soif, et de ce fait, oublient de boire. Or, la sensation de soif est le signal que l'organisme se déshydrate.

Comment reconnaître les signes de la déshydratation ?

Elle se manifeste par :

- une sécheresse buccale, mais paradoxalement qui n'entraîne pas une sensation de soif,

- une diminution de la diurèse (quantité d'urines émises sur 24 heures),

- une somnolence,

- une accélération du pouls.

La déshydratation a pour conséquences la constipation, une mauvaise régulation de la température interne et peut entraîner une confusion mentale.

Face au risque de déshydratation, un seul remède : boire. Une personne âgée dépendante ne réclame pas à boire spontanément. Il faut donc le lui proposer régulièrement, ou laisser à portée de sa main une bouteille d'eau, ou un verre rempli. Insistez sur la boisson chaude du petit déjeuner, proposez aussi une boisson l'après-midi, chaude ou froide selon la saison, et un potage le soir. Les tisanes sont généralement bien acceptées, mais elles ont l'inconvénient d'être diurétiques.

VOS QUESTIONS/NOS RÉPONSES

• *Ma mère ne veut plus manger de viande ni de poisson, elle préfère les aliments sucrés. J'ai peur qu'elle ne perde le peu de forces qui lui restent. Comment faire ?*

N'insistez pas, car elle pourrait refuser toute nourriture. N'oubliez pas que les produits laitiers et les œufs apportent aussi des protéines, ainsi que les légumes secs et les céréales. Sans doute les acceptera-t-elle mieux. Préparez-lui les plats qu'elle aime, en ajoutant chaque jour des protéines. Vous trouverez en pharmacie des protéines en poudre (Protiphar neutre par exemple), que vous pouvez ajouter à la pâte à crêpes ou à la pâte à gâteau. Elle aura ainsi sans s'en douter un apport de protéines suffisant au maintien de sa masse musculaire.

• *Ma mère avale souvent de travers et je crains qu'elle ne s'étouffe. Y a-t-il une solution ?*

Les « fausses-routes » sont dues à des troubles de la déglutition, engendrés soit par une sécheresse buccale, soit par une prothèse dentaire mal adaptée, ou encore par une mycose. En dehors de ces causes locales, les « fausses-routes » sont fréquentes chez les personnes touchées par la maladie d'Alzheimer. Emmenez votre maman chez le dentiste afin qu'il vérifie l'état de ses dents, de ses muqueuses buccales, de son appareil. Dans la pratique, si les fausses-routes se produisent avec les liquides, conseillez-lui de boire à très petites gorgées, et proposez-lui de l'eau gélifiée (en pharmacie). En cas de mauvaise déglutition des solides, donnez-lui de préférence des purées, des potages, des crèmes, des laitages.

• *Ma mère est hospitalisée à la suite d'une fracture. Comme elle est alitée toute la journée, je crains que ses muscles ne s'atrophient. Y a-t-il un remède à cela ?*

Son médecin a certainement prévu des séances de rééducation et de mobilisation afin d'éviter la fonte musculaire. Il est important qu'elle les suive. D'autre part, il faut veiller à un apport suffisant de protéines. Les personnes âgées hospitalisées acceptent parfois difficilement l'alimentation qui leur est proposée. Vous pouvez y suppléer, sauf régime strict prescrit par le médecin, en lui apportant des gâteaux faits maison additionnés de poudre de protéines, ou des briquettes de boissons protéinées.

• *Ma mère mange très salé. Est-ce dangereux pour sa santé ?*

Le sens du goût s'altère un peu chez les personnes âgées, ce qui explique qu'elles ont tendance à beaucoup saler leurs aliments. Si votre mère ne souffre pas d'œdème, il n'y a pas de grands risques, mais surveillez toutefois sa consommation ; si elle devient vraiment excessive, remplacez le sel de mer par un substitut (à vous procurer en pharmacie).

À NOTER : dans certains cas, l'achat de compléments alimentaires protéinés peut être remboursé par la Sécurité sociale. Demandez conseil au médecin traitant de votre parent.

Le sommeil

Votre parent se plaint peut-être d'insomnies. Là, il faut savoir faire la différence entre de réels troubles du sommeil et l'insomnie légère, qui est courante chez les personnes âgées.

Faisons le point : à partir de 60 ans, la durée et la qualité du sommeil se modifient :

- on se couche et on se lève plus tôt qu'avant,
- on se réveille plus facilement dans le milieu de la nuit, car le sommeil étant plus léger, on est davantage dérangé par le bruit,
- on a plus de difficulté à se rendormir et il n'est pas rare de rester éveillé une ou deux heures par nuit.

Il n'y a là rien d'alarmant, mais on se lève le matin avec la désagréable impression d'avoir très mal dormi.

Mais si le sommeil est vraiment perturbé, si votre parent est de toute évidence fatigué, il peut être nécessaire de prendre quelques mesures simples d'hygiène de vie, avant de recourir aux somnifères :

- supprimez ou écourtez la sieste, qui ne doit pas excéder une demi-heure par jour,
- évitez les repas lourds le soir, et les excitants comme le thé ou le café après 16 heures,
- supprimez les tisanes le soir si elles se révèlent trop diurétiques et obligent la personne à se lever la nuit pour satisfaire ses besoins naturels,
- donnez à boire, une heure avant de dormir, un verre de lait, chaud ou froid, additionné de miel ; le lait contient un acide aminé, le tryptophane, qui se convertit en sérotonine, hormone du sommeil, au contact du sucre,
- retirez les plantes vertes de la chambre : la nuit, elles rejettent du gaz carbonique,
- vérifiez que la literie est bien adaptée ; un couchage ferme est préférable, en particulier si votre parent souffre de mal de dos,
- contrôlez la température de la chambre ; 18° est suffisant. Si l'air est sec, utilisez des saturateurs ou un humidificateur,
- placez près du lit un magazine, un livre, un poste de radio… pour que votre parent puisse se distraire si le sommeil tarde à revenir. La nuit, dans le noir, on a tendance à ressasser des pensées moroses.

Le sommeil est souvent perturbé chez les personnes atteintes de maladie d'Alzheimer ou de troubles mentaux : certaines somnolent toute la journée… puis se réveillent cinq fois par nuit et déambulent dans la maison. Simone, 82 ans, s'habillait souvent en pleine nuit pour aller chez son dentiste… Pour la famille qui héberge son parent, cette agitation nocturne est souvent à la limite du supportable. Le médecin prescrit alors des somnifères et recommande de maintenir la personne éveillée le plus possible dans la journée.

La toilette

Les personnes âgées dépendantes se désintéressent parfois de leur hygiène élémentaire et se lavent de moins en moins souvent. Leurs raisons sont plausibles : peur de tomber dans la baignoire ou de glisser sur le carrelage, crainte d'avoir froid dans la salle d'eau, difficulté à manipuler les robinets, incapacité à se laver le dos ou les pieds... Il se peut aussi que ce soit la dépression qui motive ce refus : « À quoi bon... », ou encore la fatigue : « Je n'ai pas le courage... »

Il faut rappeler que le manque d'hygiène élémentaire peut entraîner différents désagréments qui peuvent se compliquer, car l'épiderme des personnes âgées, le plus souvent déshydraté, est fragile : une simple irritation de la peau peut provoquer une plaie qui guérit mal, qui gêne le mouvement, qui s'infecte... L'immobilisation entraîne des escarres...

Lavage avec un savon surgras, séchage méticuleux, talcage sont indispensables trois fois par semaine, pas chaque jour. La grande toilette peut fatiguer la personne âgée qui fait de gros efforts pour se maintenir dans sa baignoire ou sous la douche. Si vous l'aidez, procédez comme pour les bébés, utilisez de grosses éponges bien douces, et ne frottez pas trop fort ! Mais essayez toujours de la faire participer, sans insister si vous constatez une difficulté, car il faut éviter de la mettre en situation d'échec. Annoncez chaque étape de la toilette : « Maintenant, on va passer aux jambes... »

Il est nécessaire aussi de veiller à l'état des ongles, en particulier des ongles de pieds ; un ongle incarné est douloureux et peut inhiber le peu d'activité physique qu'il reste.

Voici quelques conseils :

- veillez au confort et à la sécurité de la salle d'eau ou de la salle de bains : chauffage suffisant, revêtement de sol antidérapant ou moquette lavable, barres ou poignées pour aider à se relever, robinetterie facile à manœuvrer...,
- donnez à votre parent des produits de toilette qu'il puisse facilement manipuler seul : savon en distributeur plutôt qu'une

savonnette qui file entre les doigts, grosse éponge avec cordelette, talc en boîte poudreuse à appliquer après le bain ou la douche dans les plis cutanés pour éviter la macération, et pour le plaisir, une eau de toilette très fraîche ou sans alcool si la peau est irritée...

- surveillez l'état de sa peau : la sécheresse cutanée est très fréquente chez les personnes âgées (rendez-vous page 111),

- vérifiez l'état de ses pieds : cors, durillons, crevasses font souffrir et peuvent gêner la marche. Les ongles de pieds prennent souvent la consistance d'une corne et sont difficiles à couper. Emmenez votre parent chez un pédicure ; certains se déplacent à domicile. Vous trouverez l'adresse du pédicure proche du domicile de votre parent dans les pages jaunes de l'annuaire, ou demandez conseil au pharmacien ou au médecin traitant,

- prévoyez régulièrement une séance de coiffeur, pour son moral (et le vôtre) ; pour les shampooings à la maison, vous pouvez utiliser un bac qui s'adapte sur le lavabo, à vous procurer dans un magasin de matériel médical,

- si votre parent ne peut procéder seul à sa toilette, évitez de la faire vous-même, faites plutôt appel à une aide extérieure. La raison essentielle est d'ordre psychologique. Vos parents ont probablement été pudiques à votre égard pendant la plus grande partie de leur vie. Leur nudité risque de vous choquer dans la mesure où elle souligne leur état de faiblesse et de dépendance. Vous risquez d'être affecté, et de montrer votre peine. D'autre part, votre parent peut aussi mal supporter cet état de fait. Alors, la gêne qui s'installera entre vous compliquera votre tâche. Le tableau est fréquent : vous aurez un geste maladroit, votre parent se plaindra, vous soupirerez, vous serez exaspéré et vous vous le reprocherez... et le moment de la toilette deviendra une véritable corvée pour tout le monde. D'autre part, les infirmiers, infirmières et aides-soignants ont une formation qui leur permet d'accomplir ces gestes rapidement et efficacement.

Mais si vous devez aider votre parent souffrant de la maladie d'Alzheimer à faire sa toilette, voici quelques conseils :

- encouragez-le à effectuer un minimum de gestes : se laver le visage, se coiffer, par exemple,
- tendez-lui les objets au fur et à mesure de leur utilisation : un gant savonné, un gant humide pour se rincer, une serviette…
- commentez vos gestes : « Je vais te laver le bras, je vais t'essuyer le pied… »

L'habillement

Pour faciliter la vie de votre parent et la vôtre, ses vêtements doivent :

- être faciles à mettre et à enlever, afin qu'il puisse autant que possible s'habiller et se déshabiller seul. Ainsi, par exemple, un pantalon de jogging avec une ceinture élastique est plus simple à baisser qu'un pantalon avec braguette, fermeture-éclair et bouton pour une personne qui souffre d'incontinence légère ou qui a de l'arthrose des mains,
- à sa taille : les vêtements trop ajustés sont inconfortables et peuvent entraver la circulation des membres inférieurs, comme les pantalons et les chaussettes trop serrés,
- chauds et légers en hiver : la laine polaire, par exemple, offre ce double avantage. Une veste d'intérieur peut réchauffer une chemise ou un pull sans engoncer,
- frais en été : chemisette ou robe de coton absorbent la transpiration,
- d'un entretien aisé : il est préférable que les vêtements puissent être lavés en machine, car les causes de taches sont nombreuses.

Préférez les fibres naturelles comme la laine ou le coton aux fibres synthétiques qui favorisent la transpiration et la macération.

Pensez aux sous-vêtements : des magasins de vente par correspondance proposent des sous-vêtements en thermolactyl efficaces pour protéger du froid en hiver. Les magasins de matériel médical proposent, eux, des sous-vêtements adaptés aux incontinences (rendez-vous au carnet d'adresses page 280).

Soyez très attentif aux chaussures ; ni trop grandes ni trop petites, elles doivent bien emboîter le pied sans le comprimer et être faciles à passer. Lorsqu'on ne peut se baisser, lacer ses souliers est un vrai défi, bien qu'il existe dans le commerce des outils adéquats (rendez-vous page 65). Si votre parent a les pieds sensibles, emmenez-le dans un magasin spécialisé. Dans tous les cas, ne le laissez pas porter des chaussures pieds nus : des chaussettes de fil ou de laine, ou des collants, protégeront ses pieds des irritations.

Les mules sont à éviter, car elles favorisent les chutes. Achetez des pantoufles qui tiennent bien le pied, en laine ou en coton selon la saison, mais proscrivez le synthétique.

Le pédicure-podologue peut être amené à conseiller le port de semelles orthopédiques, qui seront remboursées en partie par la Sécurité sociale sur prescription médicale, ou d'orthèses, petits appareils destinés à corriger les déformations du pied.

La difficulté à s'habiller seul est l'une des manifestations des démences séniles. Tant que votre parent peut encore effectuer ces gestes, il faut l'y encourager. Pour l'aider, disposez sur son lit les vêtements dans l'ordre dans lequel ils doivent être mis.

SAUVEZ LES APPARENCES

Pour préserver la dignité de votre parent dépendant, pour que le miroir lui renvoie une image de lui aussi valorisante que possible, pour soutenir votre moral et celui des personnes qui s'occupent de lui, il est indispensable de prendre soin de son apparence.

Ce n'est pas parce qu'il reste à la maison que vous devez accepter qu'il passe ses journées en chemise de nuit, pyjama et mules, hirsute ou pas rasé. Alternez vêtements de jour et vêtements de nuit. Veillez à sa coiffure, offrez-lui une eau de toilette, un foulard, un petit bijou. C'est aussi une façon de lui montrer votre considération et votre affection.

Les voyages

Les personnes âgées dépendantes voyagent peu car tout déplacement semble entraîner un grand nombre de difficultés. Le plus souvent, elles sont accompagnées par leur famille, en voiture. Mais si vous devez prendre le train avec votre parent, pour partir en vacances par exemple, sachez que la SNCF met à sa disposition et à la vôtre des facilités :

- L'achat du billet à domicile

Passez commande du billet par Minitel ou par le service Ligne directe (rendez-vous au carnet d'adresses page 283) qui fonctionne 7 jours sur 7 de 7 heures à 22 heures et vous le recevrez à domicile, ou vous pourrez le retirer à la gare au moment du départ.

À NOTER : il existe dans les trains grandes lignes un espace aménagé pour les fauteuils roulants, à réserver au moins 24 heures avant le départ. Une assistance en gare est alors systématiquement prévue.

- L'enlèvement et la livraison des bagages

Il est difficile d'être vigilant auprès d'une personne âgée dépendante lorsqu'il faut porter plusieurs bagages. Dispensez-vous de ce souci en faisant enlever les bagages à domicile et en les faisant livrer à l'arrivée. Adressez-vous au Service Bagages de la SNCF au moins la veille de l'enlèvement (rendez-vous au carnet d'adresses page 284).

À NOTER : si vous ne pouvez accompagner votre parent dans son voyage, faites appel au service d'accompagnement (rendez-vous page 269).

Demandez à la SNCF de vous remettre le mémento du voyageur à mobilité réduite ou consultez-le sur le Net (rendez-vous au carnet d'adresses p. 283).

Les services

Ils sont l'indispensable relais de la famille, et en toute première ligne : l'aide à domicile.

Lorsque la dépendance s'annonce par paliers, la famille a le temps de s'organiser et de prendre des dispositions adéquates. Mais le problème est crucial dans l'urgence, lorsque l'hôpital annonce, une veille de fête, à la personne âgée ou à sa famille qu'elle doit rentrer chez elle le lendemain. Ce n'est hélas pas une exception.

L'aide ménagère à domicile

Elle est l'élément clé du maintien à domicile de la personne âgée dépendante. Sa mission est primordiale sur plusieurs plans. Le matériel, puisqu'elle assure les courses, l'entretien de la maison et du linge, et l'accompagnement de la personne âgée dans ses courts déplacements. Le psychologique, puisqu'elle offre un lien avec le monde extérieur, le monde des actifs et des valides.

L'aide ménagère est accordée au titre de l'aide sociale aux personnes âgées de plus de 65 ans (ou de plus de 60 ans si la personne est reconnue inapte au travail) sous conditions de ressources, pour une durée qui est fonction de leurs besoins dans la limite de 30 heures par mois pour une personne seule, et de 48 heures pour un couple. Mais un dépassement peut être accordé si l'état de santé de la personne âgée le justifie.

Si les revenus de votre parent dépassent le plafond fixé pour l'attribution de l'aide sociale, c'est la Caisse nationale d'assurance vieillesse qui assume une quote-part des frais d'emploi.

Sa propre participation financière est de 1,52 € à 11,13 € (soit de 10 F à 73 F) en fonction de ses revenus (rendez-vous page 191).

Lorsqu'il n'existe pas, dans une commune, de service d'aide ménagère, où si l'aide ménagère est employée directement par la personne âgée, une allocation en espèces lui est versée.

À noter : la Caisse de retraite complémentaire peut participer également à la prise en charges des frais. Contactez-la.

Votre parent a trois possibilités :
- engager personnellement son aide, en tant qu'employeur,
- avoir recours à une association,
- faire appel à un prestataire de services.

• L'emploi direct

Le recrutement se fait en plusieurs étapes :

- La définition des besoins de la personne âgée dépendante : il faut bien savoir ce que vous allez demander à l'aide à domicile ; est-ce seulement l'entretien de la maison et la préparation des repas ? Ou bien la toilette et le lever, le coucher ?

- La recherche des candidatures : petites annonces de quartier (chez le pharmacie, à la boulangerie...), et bouche à oreille sont les moyens les plus fréquemment utilisés pour recevoir des candidatures.

- La sélection des candidates en fonction des critères que vous souhaitez : âge, expérience, proximité géographique... Une personne du quartier pourra venir travailler même en cas de grève des transports en commun. Une personne qui connaît bien les personnes âgées dépendantes sera plus patiente... N'hésitez pas à demander des références : le certificat d'aptitude à la formation d'aide à domicile ou CAFAD est un plus. Interrogez les anciens employeurs si la candidate accepte.

- La négociation des horaires : sachez que les 35 heures ne s'appliquent pas aux emplois familiaux (voir encadré ci-dessous). Il est préférable que l'aide ménagère soit présente aux heures clés de la journée : le matin pour le petit déjeuner, le midi pour le déjeuner, et le soir pour le dîner et le coucher.

- La proposition des avantages en nature : un repas pris au domicile de l'employeur est un avantage en nature qui vient en déduction du salaire brut pour une valeur réactualisée chaque année, tout comme une chambre dans la maison ou l'appartement, sauf si l'aide doit intervenir de nuit auprès de la personne âgée. Dans ce cas, le logement n'est pas déduit de son salaire.

- La négociation du salaire : la rémunération ne peut être inférieure au SMIC, compte tenu de la qualification et de l'ancienneté dans la profession. Ainsi, une aide à domicile débutante doit percevoir au minimum 6,67 € (soit 43,72 F) de l'heure. Mais dans la pratique, le tarif horaire est bien supérieur dans les grandes villes, et surtout à Paris.

- Le mode de rémunération : chèque emploi-service ou rémunération directe.

- La signature du contrat de travail : d'après la convention collective, elle est en principe obligatoire, qu'il s'agisse d'un CDD ou CDI.

Vous avez intérêt à vous procurer la convention collective

HEURES DE TRAVAIL ET HEURES DE PRÉSENCE RESPONSABLE

Les aides à domicile peuvent être amenées à travailler effectivement pendant plusieurs heures, puis à rester disponible en cas de besoin tout en ayant la jouissance de leur temps à d'autres moments. C'est ainsi le cas de l'aide qui lit auprès de la personne âgée dépendante alors qu'elle fait la sieste. Ces heures dites « de présence responsable » sont considérées comme deux tiers d'une heure de travail effectif. Ainsi, l'aide qui passe deux heures à lire au chevet de son employeur est rémunérée sur la base de 1 heure et 10 minutes.

des employés de maison qui est le document de référence des droits et devoirs de chacun. Demandez-la au Journal Officiel (rendez-vous au carnet d'adresses page 277) qui vous l'enverra pour une somme modique (3,05 € soit 20 F).

Le choix de l'aide est particulièrement important, pour le bien-être physique et moral de la personne âgée dépendante. Il faut donc la sélectionner soigneusement.

À NOTER : les particuliers employeurs peuvent adhérer à une fédération, la FEPEM, qui leur propose des services divers, du simple renseignement à la résolution des conflits avec leur personnel ; ils peuvent se procurer des modèles de contrats de travail auprès du groupe Revue Fiduciaire (rendez-vous au carnet d'adresses page 270).

LE CHÈQUE EMPLOI-SERVICE : LA SOLUTION DE SIMPLICITÉ

Si vous ou votre parent réglez directement à l'aide ménagère sa rémunération, vous avez intérêt à utiliser les chèques emploi-service. Calculs et formalités réduits au plus strict minimum : voici l'avantage majeur du chèque emploi-service, moyen de paiement idéal du salaire et des charges sociales du personnel de maison.

Dans la pratique, en tant qu'employeur, vous êtes en possession d'un chéquier emploi-service remis par votre banque, qui comprend des formulaires de chèques à compléter comme un chèque ordinaire et à remettre à l'employé en paiement de sa prestation, et des volets sociaux à compléter avec les nom, prénoms, adresse, numéro de Sécurité sociale de l'employé, le nombre d'heures effectuées, le salaire horaire, le montant total payé et la période travaillée. À chaque fois que vous remettez un chèque à l'employé, vous envoyez le volet social correspondant au Centre national de traitement du chèque emploi-service, qui calcule et prélève sur votre compte le montant des charges sociales, salariales et patronales.

• Où vous adresser ?

À votre banque, qui commandera les formulaires de chèques et vous les remettra sous quelques jours.

• Le recours à un mandataire

L'association se charge des démarches de recrutement et peut aussi remplir les formalités administratives, moyennant une rémunération au coup par coup, ou un abonnement annuel.

Informez-vous auprès des fédérations nationales qui vous indiqueront les associations les plus proches de votre domicile (rendez-vous au carnet d'adresses page 269).

• Le recours à une association

C'est dans ce cadre que fonctionne l'aide ménagère prise en charge par l'État.

L'association recrute l'aide à domicile pour la personne âgée dépendante qui est complètement dégagée de tout souci administratif car l'association est l'employeur.

Autres avantages : elle remplace l'aide ménagère lorsque celle-ci est absente pour congés ou pour maladie et elle effectue les démarches pour obtenir les aides financières…

GRANDEURS ET MISÈRES DES AIDES À DOMICILE

Discrètes, travailleuses, dévouées, elles sont des dizaines de milliers dans notre pays à aider au maintien à domicile de nos parents âgés, malades ou dépendants, et à leur permettre de vivre décemment. Faire la toilette, assurer les changes, faire manger… la tâche n'est pas gratifiante, fatigante, pénible et la rémunération peu motivante. Pourtant, que deviendrait-on sans elles ? Leur rôle est essentiel. Il est le premier maillon de la chaîne de l'humanité et de la solidarité. Dans leur secteur professionnel, on rencontre toujours les mêmes pathologies : la dépression et le mal de dos. Le corps et l'âme souffrent dans ce métier.

Et pourtant, la plupart, qui n'ont pas vraiment choisi cette fonction, mais qui l'ont acceptée, à la suite d'un chômage ou d'une interruption de carrière, en vantent les avantages : elles organisent leur travail comme elles le souhaitent, et elles ont la reconnaissance affective de leur protégé(e).

« Lucie est mon soleil », clame cette dame de 89 ans qui est seule dans son grand appartement. « Sans Claire, je serais perdu » constate ce monsieur de 88 ans.

L'attachement est réciproque. « J'ai une sciatique, je devrais m'arrêter, mais je ne peux pas le laisser » entend-on souvent.

Bientôt, on les appellera des « auxiliaires de vie sociale » et leur statut, comme leur diplôme, sera revalorisé. Souhaitons qu'il en soit de même de leur salaire.

Pour connaître les associations de votre ville ou de votre département, adressez-vous au Centre communal d'action sociale de la commune ou aux associations d'aides à domicile (rendez-vous au carnet d'adresses page 269).

À NOTER : l'emploi d'une aide ménagère à domicile ouvre droit à des réductions fiscales et, sous conditions, à une exonération de charges sociales (rendez-vous page 177 et page 192).

La garde à domicile

Situation de panique : la personne qui s'occupe habituellement de votre parent vient de vous annoncer qu'elle a la grippe et qu'elle est sous certificat médical pour une semaine, ou bien encore la surveillante de l'hôpital vous prévient de la sortie de

LA MALTRAITANCE

Les personnes âgées qui se sentent en état de faiblesse sont très attentives à l'attitude de leur entourage. L'autorité, l'impatience, des gestes un peu brusques, des soins bâclés les agressent. Mais la maltraitance peut aussi revêtir d'autres formes : des menaces, un chantage, une extorsion de fonds, une captation d'héritage...

Terrorisées, les victimes n'osent pas se plaindre à leurs proches, soit par crainte de représailles, soit par peur de déranger leur famille. Ainsi, Raymonde, sous la pression de sa femme de ménage, lui donnait semaine après semaine des pièces d'argenterie. Elle n'osait pas réagir, car elle craignait d'être abandonnée. Lorsque l'employée exigea d'être portée sur le testament de Raymonde, la vieille dame se rebella. Elle prévint son neveu qui congédia l'employée, la menaça de la dénoncer à la justice, fit changer les serrures, et engagea une personne plus digne de confiance.

Cette maltraitance peut être le fait de soignants, mais aussi de bénévoles ou même de membres de la famille.

Soyez attentif à l'attitude de votre parent ; la tristesse, l'abattement, des réflexes de peur si vous vous approchez de lui, la manifestation d'angoisse la veille de la visite d'un tiers doivent vous alerter. La première mesure à prendre consiste à éloigner la personne en cause : séparez-vous de l'employée, reprenez les clefs au voisin, dissuadez le parent incriminé.

À NOTER : l'association ALMA qui dispose d'antennes départementales, peut vous apporter conseils et soutien (rendez-vous au carnet d'adresses rubrique « maltraitance » page 274) . D'autre part, n'oubliez pas que l'abus de l'état de faiblesse est puni par la loi (rendez-vous page 207).

votre parent pour demain alors que vous n'avez pas encore prévu la logistique...

Vous pouvez avoir recours à une garde à domicile.

Ces gardes sont destinées aux personnes âgées et/ou handicapées qui ont besoin d'une présence régulière ou occasionnelle chez elles. Elles ont la formation et les compétences nécessaires pour travailler dans les meilleures conditions auprès de ces patients.

• Où vous adresser ?

À la mairie de votre commune, à une association (pages

jaunes de l'annuaire de votre département, rubrique « associations », ou rendez-vous au carnet d'adresses page 269).

À NOTER : votre parent peut, sous conditions de ressources, bénéficier d'une aide financière (rendez-vous page 194).

Le supermarché à domicile

Si votre parent ne peut se déplacer, même accompagné, si personne de son entourage ne peut faire ses courses, il existe plusieurs possibilités d'approvisionnement à domicile :

- Le supermarché de son quartier

Si vous connaissez bien la direction de la supérette proche de chez lui, vous pouvez envisager un arrangement avec le responsable du magasin. Vous commandez par téléphone, ou vous faxez la liste de courses, la supérette livre à son domicile, et vous réglez par chèque. Il n'existe pas là de règle établie, chaque cas est particulier. Ce type d'accord est souvent plus facile dans les magasins de proximité que dans les hypermarchés.

- Les services de courses à domicile

Épicerie, produits d'entretien, mais aussi produits frais et surgelés peuvent être repérés sur un catalogue, commandés par téléphone ou par fax, et livrés à votre convenance. Le prix du service est facturé en sus de la commande. Les prix ne sont pas, dans l'ensemble, beaucoup plus élevés que ceux du commerce classique.

Certains services ont une implantation géographique par région (Lyon, Île-de-France...), d'autres livrent à l'échelle nationale.

• Où vous adresser ?

Recherchez dans les pages jaunes de l'annuaire, sur Minitel ou sur Internet (rendez-vous au carnet d'adresses page 284).

À NOTER : la grande majorité des grandes surfaces (Franprix, Monoprix, Champion...) proposent des services de livraison à domicile ; certains sont gratuits au-delà d'une facture d'un montant minimum, d'autres sont payants. Vous pouvez faire les courses pour votre parent dans la grande surface proche de son domicile et faire livrer les achats chez lui.

LES COURSES DANS UN FAUTEUIL

Vous vous adressez, par exemple, à Télémarket : vous demandez par téléphone, par fax, par Minitel ou sur le Net le catalogue répertoriant les 4 500 produits proposés (fruits et légumes, épicerie, entretien, plats traiteur, boissons, hygiène, papeterie...). Vous pouvez commander 7 jours sur 7 et 24 heures sur 24 par Minitel (3615 TMK), par téléphone ou encore par fax (rendez-vous au carnet d'adresses page 284) du lundi au vendredi de 7 heures 30 à 22 heures et le samedi de 8 heures à 14 heures en choisissant la date de livraison. Le service vous est facturé 10,67 € (70 F) si la commande est inférieure à 76,22 € (500 F) et 6,86 € (45 F) si elle est supérieure à ce montant. Vous pouvez aussi souscrire un abonnement mensuel de 14,94 € (98 F) qui vous donne droit à un nombre illimité de livraisons supérieures à 61 € (400 F) pendant le mois, ou un abonnement annuel de 12,04 € (78 F) par mois qui vous ouvre droit à un nombre illimité de livraisons pendant un an. Les produits sont très diversifiés, de la brosse à dents à la purée de carottes en passant par les herbes fraîches, sans oublier... 16 sortes de tisanes !
Les prix sont ceux du marché.
Un seul inconvénient : cette entreprise n'assure les livraisons que pour Paris et l'Île-de-France.

Le portage des repas

La dénutrition peut vite s'installer chez une personne qui n'a pas la possibilité de préparer ses repas, ou qui a des repas insuffisants ou mal équilibrés.

Les aides ménagères peuvent bien entendu servir les repas, mais les courses, la préparation, la cuisine, le lavage des ustensiles représentent une ou deux heures prises sur le temps de travail et de présence. Il est probablement plus économique de faire appel à un service de portage de repas à domicile qui constitue une solution efficace, agréable et pratique pour les personnes dont l'état de dépendance n'est pas trop avancé : il faut pouvoir prendre le repas dans le réfrigérateur et faire réchauffer certains plats.

L'entreprise assure une livraison régulière de menus

composés par des diététiciens diplômés qui ont des compétences particulières dans la diététique et les goûts des personnes âgées. Ces menus respectent si besoin est le régime prescrit par le médecin en cas de diabète, hypercholestérolémie…

Chaque repas, conçu de façon équilibrée, comprend une entrée, un plat garni, un laitage et un dessert. Le plus souvent, le client a le choix entre deux plat principaux le midi, et deux potages le soir.

La personne (ou sa famille) commande les repas qui sont livrés emballés dans des sacs indiquant le jour de consommation et stockés dans le réfrigérateur. Les plats accompagnés d'une fiche de préparation sont prêts à être réchauffés au micro-ondes ou au bain-marie.

Le portage peut être régulier, pour les 7 jours de la semaine tout au long de l'année, ou occasionnel, mais en principe, une commande de 5 repas minimum est exigée. Vous pouvez commander les repas de midi seulement, ou le déjeuner et le dîner.

On a souvent regretté que ce service se limite à une simple livraison, un peu déshumanisée. Certaines associations sont attentives à l'aspect relationnel de leur service (cf. texte ci-après).

Le prix des repas varie selon les associations, mais vous pouvez prévoir de 9,15 à 10 € par repas (60 à 65 F).

• Où vous adresser ?

Pour connaître les associations fournissant des repas dans votre région, consultez les pages jaunes de l'annuaire, rubrique « Associations humanitaires, d'entraide et d'action sociale », ou l'ADMR. Pour Paris et les départements 75, 92, 93, 94 et 95, vous pouvez contacter aussi l'association « Saveurs et Vie » (rendez-vous au carnet d'adresses page 281).

L'organisation de Louis

Louis, 88 ans, vit seul chez lui dans les Hauts-de-Seine. Une aide ménagère vient chaque matin s'occuper du ménage. Le soir, sa petite-fille passe le voir en rentrant de son travail, mais ne peut pas rester longtemps, car elle a de jeunes enfants. Mal-entendant et souffrant d'une mauvaise acuité visuelle, Louis ne peut faire ses

courses et préparer ses repas. Le portage des repas à domicile a résolu ses problèmes alimentaires.
Deux fois par semaine, l'association Saveurs et Vie lui livre les repas de midi qu'il a choisis et commandés par téléphone. Le paiement (9, 15 € par repas) se fait par un système de carnets de tickets : il remet au livreur le nombre de tickets correspondant au nombre de repas livrés. Pas d'échange d'argent, pas de monnaie à rendre qui peut être source d'erreur.
Régulièrement, le responsable de l'association prend contact avec Louis et s'enquiert de ses goûts, de ses remarques ; il lui rend visite de temps à autre. Comme toutes les personnes âgées dépendantes, Louis est très sensible à l'attention qu'on lui porte. Ce service de portage est devenu l'un de ses compagnons de vie.
Louis est satisfait de la qualité de ses repas ; cette semaine par exemple, on lui propose :
Déjeuner : pointes d'asperges - jambonneau ou steak haché - haricots verts ou coquillettes - fromage blanc - fruit.
Dîner : potage de légumes frais ou soupe de carottes - croque-monsieur - crème dessert chocolatée.
Déjeuner : rillettes - blanquette de veau ou spaghetti bolognaise - fromage au bleu - fruit.
Dîner : potage de cresson ou potage de légumes - quiche lorraine - fromage blanc aux fruits.

Le portage des médicaments

Si votre parent ne peut se déplacer pour se procurer ses médicaments, il a probablement l'aide d'une personne (vous ou une aide ménagère) qui fait ses courses et qui peut se procurer les médicaments prescrits par le médecin.

Il n'existe pas, à l'échelle nationale, de service de distribution à domicile des médicaments ; mais si vous êtes en bons termes avec le pharmacien de votre parent, il ne refusera sans doute pas de déposer les médicaments à son domicile.

C'est dans un cas comme celui-ci que l'on apprécie particulièrement la notion de quartier et de relations de bon voisinage où la solidarité joue encore un rôle.

L'assistant de qualité de vie

Nouveau métier en pleine expansion, l'assistance pour mener à bien mille et une petites tâches de la vie quotidienne :

- aide à la mobilité, c'est-à-dire accompagnement pour faire des courses, une promenade, une visite chez un médecin,
- soutien à domicile, pour remplir des papiers administratifs, faire du courrier, faire la lecture, ou tenir tout simplement compagnie,
- livraison de courses et de médicaments,
- petit bricolage : changer un fusible, dépendre ou pendre des rideaux, changer un meuble de place, tondre la pelouse…

L'assistant se substitue à vous si vous n'êtes pas disponible. Sa prestation étant considérée comme un emploi familial, la rémunération, basée sur le temps passé et la distance parcourue, donne droit à une réduction d'impôt (rendez-vous page 177).

• Où vous adresser ?

Contactez une association familiale ou privée comme l'Âge d'Or Services (rendez-vous au carnet d'adresses page 272).

L'ami d'Yvonne

Yvonne vit seule à Dijon. Ses enfants habitent loin, ils travaillent et ne viennent la voir qu'un week-end sur deux. Elle souffre d'arthrose invalidante et n'ose guère sortir seule. Le matin, une aide ménagère vient s'occuper de la maison, mais l'après-midi, elle s'ennuie et peut difficilement faire ses courses, même si la supérette de son quartier accepte volontiers de les lui livrer. Alors, un après-midi par semaine, Yvonne fait appel à l'Âge d'Or Services pour qu'un assistant de qualité de vie l'emmène chez le médecin, en promenade, faire un peu de shopping, au cimetière sur la tombe de son mari, ou en visite chez une amie en maison de retraite. Son assistant ne refuse pas de changer une ampoule si elle en a besoin, ou de faire un scrabble avec elle si elle est trop fatiguée pour sortir. Ce qui compte beaucoup pour elle, au-delà du service ponctuel, c'est l'idée de ce rendez-vous fixe, comme un repère dans sa semaine. « Je dirai cela à Patrick, je demanderai à Patrick… »

revient bien souvent dans sa conversation. Comme Yvonne n'est pas imposable, elle ne peut bénéficier de réduction d'impôt. Alors c'est l'Âge d'Or qui a obtenu de sa caisse de retraite une participation aux frais d'assistance.

Le service de téléassistance

Il assure en continu, 24 heures sur 24 et 365 jours par an, une assistance à la personne âgée dépendante. Ce service lui apporte une grande sécurité, tant physique que psychologique, car en cas de malaise, de chute, d'accident, ou simplement de crise d'angoisse, elle a accès en quelques secondes à un interlocuteur toujours présent pour la rassurer et/ou résoudre le problème rencontré.

• Conditions à remplir

- Avoir un état de santé qui justifie le recours à ce service : grand âge, handicap, santé fragile...

- Être en mesure d'indiquer deux « parrains », personnes habitant la même commune, disposant des clefs du logement de leur « protégé », et pouvant intervenir rapidement sur les lieux : gardien, parent, voisin...

• Le fonctionnement

La personne porte à son cou un médaillon ou dispose d'un petit interrupteur sur son bracelet-montre. Une simple pression, et le contact est établi avec l'opérateur du centre de téléassistance par l'intermédiaire d'un récepteur installé dans le logement. L'opérateur répond et dialogue avec la personne pour cerner son problème :

- l'appel est sans gravité, la personne âgée dépendante a besoin d'un conseil ou elle est angoissée : la conversation avec l'opérateur lui permet d'être rassurée, ou de faire intervenir son parrain pour gérer un incident matériel (le compteur a disjoncté, il y a une fuite d'eau, par exemple...),

- la personne ne répond pas. L'opérateur prévient un des « parrains » pour qu'il se rende au domicile de son filleul afin de constater la situation : il peut s'agir d'un malaise, d'une perte de connaissance...

- la personne exprime un problème sérieux : un médecin prend l'appel, évalue l'urgence et fait intervenir, selon le cas, le médecin traitant, un urgentiste, le SAMU, le SMUR, les pompiers...

- la personne appelle car elle se sent intimidée ou menacée par un tiers qu'elle a laissé entrer : la voix de l'opérateur peut dissuader l'importun d'insister.

• Coût de la prestation

Il varie selon les communes. À titre d'exemple, pour la commune de Courbevoie (Hauts-de-Seine), ce service :

- est gratuit si les revenus mensuels de la personne sont inférieurs à 762, 25 € (5 000 F),

- coûte entre 12,20 € et 18,29 € (80 F et 120 F) si ses revenus sont compris entre 762,25 € et 1067,14 € (5 000 et 7000 F) par mois,

- 21,34 € (140 F) par mois si ses revenus sont supérieurs à 1067,14 € (7000 F) par mois.

• Où vous adresser ?

Au Centre communal d'action sociale de la mairie qui vous remettra un dossier à remplir et à retourner avec un certificat médical justifiant la nécessité d'utiliser ce service, un justificatif des revenus, et le nom et les coordonnées des parrains.

Ou encore :

- à une compagnie d'assurances,

- à une société privée (consultez les pages jaunes de l'annuaire),

- à une association de personnes âgées (rendez-vous au carnet d'adresses page 274).

La téléassistance m'a sauvée

Denise V a 83 ans et elle souffre d'une grave insuffisance rénale qui la contraint à subir une dialyse trois fois par semaine et à prendre chaque jour des médicaments... qu'elle oublie parfois.

« Une nuit, je me suis réveillée avec un poids dans la poitrine qui m'oppressait ; je me suis dit que cela allait passer, mais au contraire, cela s'est aggravé de minute en minute, puis j'ai commencé à étouffer. » De son lit, Denise appuie sur son médaillon et réussit à expliquer à l'opérateur, avec beaucoup de difficultés, d'une voix à peine audible, qu'elle ne peut plus respirer. Le médecin de garde entend le message et prédiagnostique, d'après les symptômes, un œdème pulmonaire aigu. Il prévient immédiatement les pompiers et la gardienne de l'immeuble, un des parrains de Denise, pour qu'elle ouvre la porte et reste auprès d'elle en attendant les secours. Après quelques jours d'hospitalisation, Denise est rentrée chez elle sans séquelles. Ce service de téléassistance lui a certainement sauvé la vie, car elle n'aurait pas eu la force de consulter son répertoire et de téléphoner à ses enfants, dont elle ne se rappelait d'ailleurs pas le numéro.

L'accompagnement des déplacements

Votre parent ne peut plus se déplacer seul : il est trop âgé, il souffre d'un handicap physique ou de troubles de la sénescence. Et pourtant, il doit emprunter un moyen de transport pour consulter un médecin, vous rejoindre sur votre lieu de vacances... Or, personne ne peut l'accompagner.

Un service d'accompagnement existe, centralisé à Paris.

Cette association, créée en 1993, composée de membres de la SNCF et de la RATP, assure l'accompagnement régulier ou occasionnel des personnes qui ne peuvent se déplacer seules.

Les accompagnateurs sont des personnes sélectionnées pour leurs qualités humaines et formées à leur mission : guidage des non-voyants, langage des signes des mal-entendants, formation aux premiers secours pour intervenir en cas de malaise...

La mission d'accompagnement peut revêtir bien des aspects, en fonction des besoins des personnes : trajet dans le métro ou l'autobus pour une courte distance, en train ou en avion pour un long trajet... Parcours occasionnel pour un déplacement chez un médecin, par exemple, ou régulier, comme une promenade dans un parc toutes les semaines...

Le tarif horaire de l'accompagnement, pour une mission en

Île-de-France est de 14 € (92 F). En dehors de cette région, pour un accompagnement sur le réseau grandes lignes, par exemple, l'association propose un devis.

Pour un accompagnement en journée en semaine, il suffit de passer commande une semaine à l'avance. Si le déplacement a lieu les vendredi, samedi, dimanche, lundi, ou aux dates de départs massifs en vacances, le délai est plus long : 1 à 2 mois à l'avance.

• Où vous adresser ?

Les Compagnons du voyage (rendez-vous au carnet d'adresses page 269).

Les voyages d'Albert

Albert, 88 ans, habite Paris. Il souffre d'une acuité visuelle et auditive faibles. Et il ne se sent pas très solide sur ses jambes. Son grand bonheur : se rendre régulièrement chez sa fille qui vit en Avignon. Mais elle travaille et n'est pas très disponible pour venir le chercher. La santé fragile d'Albert rend tout voyage périlleux. Sans les Compagnons du voyage, il resterait seul chez lui le plus souvent. Demain, Albert part en vacances : un accompagnateur viendra chez lui, portera sa valise, l'aidera à monter dans l'autobus, le guidera à la gare de Lyon, s'installera avec lui dans le train et s'assurera, à destination, que sa fille est bien là pour l'emmener. Ce service lui sera facturé 223 € (1463 F) ; à sa charge en plus : son billet, bien sûr, mais aussi le billet aller-retour de son accompagnateur.

Chère, cette prestation ? Si sa fille était venue le chercher, elle aurait dû payer aussi son billet aller-retour, et elle aurait consacré une journée entière au voyage… Tout compte fait…

À NOTER : il existe un service d'accompagnement gratuit mis en place par la SNCF pour les personnes handicapées. Des accompagnateurs viennent les chercher à leur place dans le train et les mènent à un taxi en fauteuil roulant. Il suffit, pour bénéficier de ce service, d'en faire la demande en achetant le billet et en faisant la réservation.

4

La santé au quotidien

Dans ce chapitre :

La vieillesse n'est pas une maladie, mais le grand âge s'accompagne souvent de pathologies diverses. Certaines d'entre elles ne présentent pas de caractère de gravité, mais elles causent une gêne physique ou psychologique nuisant à l'autonomie.

Chez une personne âgée, le plus petit bobo peut vite dégénérer en une pathologie sérieuse. L'enchaînement est parfois rapide : ainsi, une fièvre banale empêche une alimentation normale et oblige à un alitement ; ces deux facteurs provoquent une fonte musculaire, qui elle-même perturbe l'équilibre, cause une chute, qui génère une crainte de marcher et une perte d'autonomie, quand ce n'est pas une fracture génératrice de problèmes circulatoires…

À vous de repérer les signes d'alerte.

Les maux de l'âge

Soyez attentif à la moindre pathologie, même si en apparence, elle vous semble bénigne. Quelques mesures simples d'hygiène de vie suffisent souvent à y remédier.

La constipation

Plus ou moins chronique chez les personnes âgées, et somme toute assez banale, la constipation doit cependant être traitée, car elle procure un grand sentiment d'inconfort. D'autre part, elle peut être un symptôme d'une pathologie sérieuse, et se compliquer.

Ses causes peuvent être bénines :

- paresse des muscles de l'intestin, fréquente chez les personnes âgées,
- manque d'exercice physique,
- carence en eau,
- alitement prolongé,
- changement de régime alimentaire…

La constipation cède souvent en quelques jours dès que l'on ajoute à l'alimentation des légumes, des fruits, des biscuits au son qui apportent des fibres, et davantage de boissons (eau, tisanes, jus de fruits...). Un peu d'huile de paraffine dans la salade est un excellent lubrifiant permettant une évacuation plus facile, mais il ne faut pas en abuser car elle provoque parfois des fuites anales désagréables.

Un peu d'exercice physique au quotidien, comme une petite marche, accélère le transit. Si votre parent est alité, son médecin traitant peut prescrire des séances de mobilisation au lit par un kinésithérapeute.

Attention à l'automédication : certains laxatifs sont irritants et peuvent entraîner des diarrhées, elles-mêmes à l'origine de déshydratation.

Si vous constatez que la constipation s'installe, qu'elle s'accompagne de douleurs abdominales et de sang dans les selles, avertissez le médecin traitant, car la cause peut être plus sérieuse : tumeur, diverticulose, fécalome...

La mauvaise circulation sanguine

Ce mal, fréquent même chez des sujets jeunes, touche une majorité de personnes âgées.

Sensation de jambes lourdes, crampes nocturnes, varices sont les principaux symptômes d'une mauvaise circulation.

Elle est favorisée par des vêtements trop serrés (mi-bas, pantalons, panties), la chaleur (appartement trop chauffé, surtout par chauffage par le sol, bains de soleil, bains chauds...) et la station debout immobile prolongée.

Pour éviter ces troubles, ces quelques règles simples d'hygiène de vie peuvent suffire :

- marche quotidienne ou mobilisation des membres inférieurs si votre parent est alité,
- douche fraîche sur les jambes après la toilette,
- port de vêtements qui ne serrent pas,
- surélévation des jambes la nuit : mettez une cale sous les pieds de son lit.

Les remèdes sont divers :

- les chaussettes ou les collants de contention, à enfiler avant le lever : élastiques, ils massent la jambe et activent ainsi le retour veineux. Quatre degrés de contention sont proposés, selon l'importance des troubles circulatoires. Discrets, en lycra ou en coton, ils se marient facilement à toutes les tenues. Vous pouvez vous les procurer en pharmacie. Un inconvénient : ils sont difficiles à enfiler. Vérifiez que votre parent peut le faire seul, ou prévoyez de l'aider ou de le faire aider,

- les veinotoniques, médicaments qui améliorent la circulation, prescrits par le médecin, et remboursés à 35 % par la Sécurité sociale,
- la sclérothérapie (injection d'un produit sclérosant dans les varices), réalisée au cabinet du phlébologue,
- la chirurgie, dans les formes sévères : le stripping, technique qui consiste à enlever une veine, sous anesthésie régionale ou locale, à condition que l'état de santé du patient soit satisfaisant.

Un alitement prolongé peut entraîner une phlébite. C'est la raison pour laquelle il est nécessaire de mobiliser plusieurs fois par jour une personne allongée.

Cette maladie, qui est une obstruction d'une veine par un caillot sanguin, touche les membres inférieurs ; elle se manifeste par des douleurs au mollet accompagnées le plus souvent de fièvre. Si vous constatez ce signe d'alerte chez votre parent, appelez le médecin, qui prescrira sans doute un examen écho-doppler. N'attendez pas, car une phlébite peut se compliquer par une embolie pulmonaire qui peut être fatale. Le traitement comprend la prise d'anticoagulants pour fluidifier le sang, le repos immobile pendant quelques jours, puis le port de collants de contention pendant plusieurs semaines.

À NOTER : les collants et chaussettes de contention (environ 54 € soit 350 F le collant) sont remboursés à 75 % par la Sécurité sociale sur prescription médicale. N'oubliez donc pas de demander une ordonnance au médecin traitant de votre parent.

Les troubles de la mémoire

« Quel est le nom de cet acteur ? Mais où ai-je donc encore mis mes clefs ? »

Ces petites phrases, qui ne les a jamais prononcées ? Lorsque nous sommes distraits, préoccupés par des soucis, fatigués, ou stressés, notre mémoire flanche de temps à autre.

Chez une personne âgée, les pertes de mémoire deviennent plus fréquentes. Les souvenirs deviennent imprécis, les apprentissages difficiles et la concentration très fatigante.

Ces troubles de la mémoire sont aggravés par la prise de somnifères, et par la dépression.

On les considère normaux à un âge avancé, tant que la vie quotidienne n'en est pas affectée.

André, 85 ans, s'est organisé : « Chaque matin avant de sortir faire ma petite marche quotidienne et acheter mon journal, il faut que je pointe tout ce que je dois prendre : mes appareils acoustiques, mes lunettes, mes clés, mon porte-monnaie, mon mouchoir, mes papiers d'identité... Sinon j'oublie toujours quelque chose ! »

Si ces signes apparaissent tôt (avant l'âge de 65 ans), s'ils sont si fréquents qu'ils perturbent les activités de votre parent, emmenez-le chez son médecin traitant qui pourra le diriger vers un service de neurologie ; ils pourraient être annonciateurs d'une maladie d'Alzheimer ou d'un trouble apparenté.

Les chutes

Elles sont redoutées, à juste titre, car leurs conséquences sont majeures : en premier lieu les fractures, et en particulier les fractures du col du fémur, mais elles peuvent aussi occasionner des hématomes, surtout en cas de prise d'anticoagulants.

Même lorsqu'une chute n'a pas eu de suites sur le plan physique, elle peut générer une peur de marcher et de se déplacer. « Il y a eu plus de peur que de mal » dit-on. Oui, mais un sentiment d'insécurité est aussi une cause de dépendance. Et la chute, signe tangible de fragilité, est aussi parfois le facteur déclencheur d'une dépression.

Il tombe : que faire ?

Si la chute de votre parent se produit en votre présence :
- vérifiez qu'il est conscient,
- réconfortez-le,
- assurez-vous qu'il n'a pas de blessure visible, et demandez-lui s'il souffre,
- aidez-le à se relever, mais attention, si le moindre mouvement le fait souffrir, n'insistez pas. Appelez le médecin ou les pompiers. En attendant, couvrez-le avec une couverture, restez près de lui, parlez-lui,
- s'il peut se relever, approchez de lui un fauteuil. Aidez-le à s'asseoir. Vérifiez qu'il n'a pas froid, rassurez-le,
- notez d'éventuels signes annexes qui pourront orienter le diagnostic du médecin : pâleur, tremblements, suées, perte de conscience même très courte…
- observez-le attentivement pendant plusieurs minutes. Recherchez les égratignures, les hématomes,
- tentez d'identifier la cause de la chute.

Une personne âgée n'est pas toujours en mesure d'expliquer la cause de sa chute. Pourtant, il faut si possible la déterminer afin d'éviter que l'incident ne se renouvelle.

Éliminez d'abord les causes purement matérielles :

- y a-t-il des obstacles dans le logement ? Tapis ou fils électriques dans lesquels on se prend les pieds, parquet ou carrelage glissants, tabourets bas sur lesquels on bute, marche mal signalée, éclairage insuffisant…

- votre parent porte-t-il des chaussures adaptées ? Des souliers trop grands, des mules sont causes de chutes.

Vérifiez ensuite :

- que votre parent se nourrit assez : la faiblesse peut expliquer les vertiges et les chutes,

- que les pertes d'équilibre ne font pas partie des effets indésirables des médicaments qu'il prend,

- qu'il ne s'est pas trompé en prenant ses médicaments.

Si les chutes se reproduisent, prévenez le médecin : les troubles de l'équilibre peuvent avoir pour origine une mauvaise vue, un dysfonctionnement de l'oreille interne, ou des problèmes articulaires, des troubles du rythme cardiaque, un accident vasculaire cérébral, des baisses de tension, une anémie, un diabète non soigné ou mal équilibré…

Une visite chez l'ophtalmologiste et chez l'ORL permettront de faire le point.

Par ailleurs, quelques séances de kinésithérapie peuvent améliorer sensiblement l'équilibre.

Si votre parent est sujet à des malaises ou à des chutes, faites installer un système de téléassistance (rendez-vous page 93) ; il sera rassuré, et vous aussi.

L'incontinence

Elle touche 20 % des personnes après 75 ans.

L'incontinence urinaire est la plus fréquente.

On distingue plusieurs formes d'incontinence :

- la fausse incontinence, qui a pour origine un trouble locomoteur, un trouble de la vue, un alitement prolongé, une démence : la personne âgée ne peut se lever, ou ne peut pas se lever à temps pour satisfaire son besoin, ou encore elle ne trouve pas les toilettes, ou ne parvient pas à se déshabiller à temps,
- l'incontinence d'effort : la toux, le rire, un changement de position provoquent une émission involontaire d'urine, le plus souvent peu abondante,
- un besoin impérieux qu'il est impossible de réfréner,
- une envie fréquente, des brûlures à la miction.

L'incontinence a des causes diverses : infection urinaire, constipation, antécédents gynéco-obstétricaux et chirurgicaux, prolapsus (descente d'organes), tumeur bénigne ou maligne de la prostate, maladie de Parkinson, troubles neurologiques, démence…

Elle est parfois favorisée par la prise de médicaments, comme les diurétiques, les neuroleptiques ou les hypotenseurs.

L'incontinence fécale est plus rare et touche surtout les personnes souffrant de troubles neurologiques.

C'est bien entendu le médecin qui peut diagnostiquer la

Des solutions à la carte

Au quotidien, il vous faut trouver des solutions pratiques.

• Les « précautions »

Suggérez à votre parent de se rendre aux toilettes très régulièrement même s'il n'en ressent pas le besoin : toutes les heures, par exemple. Cela évitera qu'il soit pris de court par un besoin impérieux. Accompagnez-le (ou suggérez à la personne qui s'occupe de lui de l'accompagner) s'il est désorienté ou s'il a des difficultés à se mouvoir.

• Les vêtements adéquats

Un collant (a fortiori un collant de contention) et une culotte ne sont pas faciles à baisser pour une personne qui souffre d'arthrose des mains. Vérifiez que votre parent peut facilement se déshabiller. Si le collant est un obstacle, choisissez plutôt des bas.

• Des lieux d'aisance adaptés

L'accès doit être aisé, et l'utilisation facile. Votre parent a peut-être des difficultés pour se baisser et se relever ; équipez le siège des toilettes d'un rehausseur et prévoyez des barres d'appui (rendez-vous page 61).

• Les protections

Jetables, elles existent en plusieurs tailles et en plusieurs modèles, selon l'importance de l'incontinence. Elles sont vendues en pharmacie, dans les magasins de matériel médical ou par correspondance. Elles apportent un réel confort sur le plan psychologique, puisqu'elles permettent à la personne âgée de se sentir plus sûre d'elle.

Si votre parent n'est plus en mesure de procéder seul au change de ses couches, pensez à prévoir le passage régulier d'une aide-soignante.

Le budget « couches » peut atteindre 152 E (1000 F) par mois en cas d'incontinence sévère ; ces frais peuvent être pris en charge partiellement par l'Allocation personnalisée d'autonomie.

• Les alèses

Elles sont indispensables pour protéger la literie et les fauteuils.

• Une chaise percée

Placée à côté du lit, elle est recommandée dans plusieurs cas :

- votre parent se déplace difficilement et il n'a pas le temps d'arriver à temps aux toilettes pour satisfaire son besoin naturel,
- il est désorienté et ne retrouve pas le chemin des toilettes.

Les magasins de matériels spécialisés proposent différents modèles.

cause de l'incontinence, et prévoir un traitement approprié : rééducation urodynamique, chirurgie de la prostate ou du prolapsus, médicaments…

Voilà pour l'aspect médical.

Mais l'incontinence a un fort impact négatif sur le moral des personnes âgées qui supportent très mal ce handicap à ce point qu'elles hésitent parfois même à en parler à leur médecin.

Dédramatisez la situation pour lutter contre la culpabilité, la dévalorisation et la perte de confiance en soi. Présentez ce problème à votre parent comme un incident de parcours sans gravité dont il n'est pas responsable et proposez-lui des solutions.

Les escarres

Ce sont des plaies dues à une pression prolongée. Elles apparaissent parfois très rapidement chez la personne âgée qui est alitée. Il faut les dépister précocement pour les traiter car elles risquent d'altérer l'état général ; la mortification des tissus conduit à la nécrose qui peut évoluer vers la gangrène.

Examinez attentivement le corps de votre parent, et en particulier les points d'appui ; les fesses et les talons sont des zones très fragiles. Pour prévenir la formation d'escarres :

- respectez une hygiène irréprochable : draps propres et secs, bien tirés, garnitures fréquemment changées, séchage soigneux après la toilette,

- évitez l'immobilisation totale. Si l'état de santé de votre parent l'oblige à garder le lit, changez-le de position au moins toutes les deux heures et massez les zones cutanées rougies plusieurs fois par jour pendant 5 minutes. Si l'alitement doit se prolonger, l'installation d'un matelas anti-escarres peut se justifier (rendez-vous page 62).

Lorsqu'une escarre est apparue, faites appel à une infirmière qui, sur prescription médicale, fera régulièrement les pansements.

La fièvre

Elle est le premier signe d'une pathologie infectieuse, respiratoire ou urinaire, le plus souvent. Elle peut accompagner un petit rhume sans gravité. Mais chez une personne âgée, elle entraîne parfois des complications en chaîne : déshydratation et dénutrition, alitement, escarres, perte d'autonomie...

Dès l'apparition de la fièvre :

- veillez à ce que votre parent boive régulièrement,
- s'il refuse les aliment solides, proposez-lui des flans, des crèmes, des entremets enrichis avec de la poudre de protéines (en pharmacie),
- ne le couvrez pas trop,
- s'il se plaint d'avoir chaud, rafraîchissez-le avec un brumisateur,
- mobilisez-le en l'installant dans un fauteuil plusieurs fois par jour.

Appelez rapidement le médecin qui en fera le diagnostic.

La dépression

Intense fatigue, ralentissement psychomoteur et psychique, perte d'intérêt pour l'environnement et la famille, pessimisme exacerbé, inhibition pour les actes les plus élémentaires sont les signaux d'appel de l'apparition d'une dépression.

Elle s'accompagne parfois d'anxiété, d'apathie mais aussi d'agitation, d'agressivité et d'insomnies. La personne âgée peut se plaindre de multiples maux, qui sont en fait le reflet d'une somatisation.

Les symptômes de la dépression s'apparentent parfois aux manifestations d'une maladie d'Alzheimer ou d'une démence, et on risque alors de passer à côté d'un traitement approprié.

La dépression doit être prise en charge rapidement, car on assiste dans certains cas à un syndrome de « glissement » : le patient se laisse aller, refuse de se lever, de se nourrir... et perd ce qui lui restait d'autonomie.

Cette force d'inertie devient vite épuisante pour l'entourage qui, s'il n'y prend pas garde, peut se laisser gagner par cet état dépressif.

La dépression peut être réactionnelle, en réponse à un événement qui touche l'affectivité : disparition d'un ami, éloignement d'un proche, décès de l'animal de compagnie. Elle apparaît quelquefois sans élément déclenchant, mais on constate qu'un sentiment de solitude plus ou moins intense est toujours sous-jacent.

Devant l'apparition d'une dépression chez votre parent, essayez de réaménager si possible son quotidien, en assurant chaque jour un minimum de présence régulière. Écoutez-le, faites preuve de compassion, et avertissez le médecin. Il prescrira probablement un antidépresseur léger, mais une prise en charge psychologique peut aussi s'avérer nécessaire.

Soyez vigilant, car une dépression non traitée peut s'aggraver et conduire à des comportements extrêmes. Les cas de suicide ne sont pas rares chez les personnes âgées.

À NOTER : le médecin traitant peut être amené à prescrire la visite régulière d'un psychiatre du Centre médico-psychiatrique de la commune pour suivre votre parent à son domicile.

La cataracte

On désigne sous ce nom l'opacification du cristallin, affection très courante chez les plus de 70 ans, et qui touche même parfois des sujets plus jeunes, dès 50 ans.

La vision, de près comme de loin, devient de moins en moins nette, la perception des couleurs est altérée, les lumières artificielles sont éblouissantes. La cataracte apparaît progressivement, sur un œil, puis un peu plus tard sur l'autre. Les personnes âgées ne s'en plaignent pas toujours directement. C'est donc par le comportement de votre parent que vous pouvez être alerté : il craint de sortir, abandonne peu à peu ses activités comme la lecture, les ouvrages manuels, les mots croisés, la télévision… Observez-le et, au moindre doute, emmenez-le chez l'ophtalmologiste.

Le traitement, chirurgical, est parfaitement au point ; on remplace le cristallin opaque par un implant ; l'intervention a lieu le plus souvent sous anesthésie locale, après un bilan préopératoire, en ambulatoire. La récupération de la vision est très rapide. Le patient doit avoir une activité très modérée les jours suivant l'intervention, et être si possible surveillé. Les frais sont totalement pris en charge par la Sécurité sociale.

La surdité

La baisse de l'acuité auditive est très fréquente chez les personnes de plus de 60 ans. Elle est progressive, atteint les deux oreilles et touche plus de 80 % des personnes de plus de 80 ans. On devient « un peu dur d'oreille », on répugne à faire répéter, puis on s'isole de plus en plus, et cet isolement peut parfois laisser penser à l'un des symptômes d'une démence sénile. Un nonagénaire, d'une intelligence, d'un humour et d'une vivacité d'esprit remarquables, disait récemment à ses enfants : « Ce qui est ennuyeux avec la surdité, c'est que l'on passe facilement pour gâteux ! »

Testez les capacités auditives de votre parent : placez-vous à côté de lui et appelez-le à mi-voix ; s'il ne répond pas, il a manifestement des problèmes auditifs. Accompagnez-le chez l'oto-rhino-laryngologiste. Parfois un bouchon de cérumen, que le médecin ôtera très simplement, suffit à altérer l'audition. Si le bilan auditif montre que le trouble est plus profond, il recommandera probablement un appareillage et vous dirigera vers un audioprothésiste. Notez que plus l'appareillage est effectué rapidement après l'apparition des symptômes, mieux il sera toléré. En effet, le cerveau s'habitue à ne plus entendre, et risque d'oublier la fonction. Ne dit-on pas que « la fonction crée l'organe » ?

L'adaptation est assez rapide, deux à trois semaines environ. Des réglages peuvent être effectués pour améliorer le confort. Veillez à l'entretien de l'appareil : nettoyage régulier et remplacement des piles, et programmez une visite annuelle chez l'audioprothésiste afin d'adapter le réglage de l'appareil à l'évolution de la surdité.

POUR MIEUX VOUS FAIRE ENTENDRE

Voici quelques recommandations pour faciliter la communication avec un malentendant :
- parlez lentement en articulant bien,
- ne parlez pas avec une cigarette, un bonbon, un chewing-gum dans la bouche ;
- placez-vous en face de votre interlocuteur pour qu'il suive le mouvement de vos lèvres,
- évitez pour votre parent les endroits bruyants et les tablées de plus de six personnes,
- ne forcez pas le ton, ne criez pas : les malentendants perçoivent mieux les sons graves que les sons aigus,
- reformulez calmement les phrases mal comprises.

Par ailleurs, il existe dans le commerce (grandes surfaces et magasins spécialisés) des systèmes pour malentendants : amplificateurs adaptables au téléphone, amplificateurs de sonnerie de porte, casques à infrarouges pour téléviseur, téléphones portables avec vibreur...

À NOTER : les appareils actuels, numériques, sont discrets, bien tolérés, mais ils présentent l'inconvénient d'être onéreux (environ 1500 € soit environ 10 000 F) et très peu remboursés par la Sécurité sociale (129,81 € soit 851,50 F pour l'achat et un forfait pour l'entretien de 36, 56 € soit 240 F par an). La mutuelle peut compléter ; nous vous conseillons de la contacter afin de connaître le montant du remboursement.

Les prothèses dentaires

Mal entretenues, elles peuvent favoriser une infection ; mal adaptées, elles sont à l'origine d'inflammations qui transforment les repas en épreuves.

Un brossage quotidien, un nettoyage avec des comprimés effervescents décontaminants une fois par semaine constituent l'entretien des prothèses amovibles.

Si votre parent se plaint, si vous constatez une gêne, si la prothèse ne tient plus bien en place, consultez au plus tôt son dentiste. En effet, les gencives se rétractant au fil des années, il faut réajuster l'appareil régulièrement.

Veillez à l'état de la prothèse dentaire de votre parent, surtout s'il souffre de la maladie d'Alzheimer, car il ne sait peut-être pas exprimer sa souffrance. Le refus de s'alimenter est le signe d'alerte le plus fréquent.

Dans tous les cas, une visite annuelle chez le dentiste, comme pour chacun d'entre nous, est recommandée.

Les rhumatismes

C'est ainsi que l'on appelle communément les douleurs articulaires. On dit que le temps pluvieux les favorise, et qu'ils sont les compagnons obligés de l'âge.

Les rhumatismes sont de deux ordres :

- dégénératifs, dus à l'arthrose,
- inflammatoires, apparaissant à la suite d'un phénomène infectieux, ou dans le cadre d'une polyarthrite rhumatoïde.

La douleur, surtout nocturne, et une déformation en sont les symptômes principaux dans les deux cas. Elles conduisent fréquemment à une perte d'autonomie. Antalgiques et anti-inflammatoires sont les remèdes traditionnels. Les infiltrations permettent d'obtenir un soulagement rapide.

Les tremblements

Ils sont fréquents chez les personnes très âgées. Ils affectent le plus souvent la main pendant le mouvement, parfois la tête et la voix (voix chevrotante), et sont amplifiés par la fatigue.

Tant que le tremblement n'affecte pas les gestes de la vie quotidienne, il est préférable de ne pas envisager de thérapie, car celle-ci entraîne parfois des effets secondaires.

Le dessèchement de la peau et des muqueuses

Oculaire, buccale, cutanée, elle est courante chez une personne âgée et peut être favorisée par la prise de certains médicaments. Le chauffage central, en hiver, aggrave les symptômes. Le remède pour pallier ces inconvénients sont simples :

- sécheresse oculaire : instillez régulièrement des gouttes de sérum physiologique (à vous procurer librement en pharmacie) ; le conditionnement en monodoses stériles est indiqué,
- sécheresse buccale : donnez à boire fréquemment, ou proposez de temps à autre des bonbons qui stimulent la salivation, sauf en cas de diabète ou de surpoids,
- sécheresse cutanée : utilisez pour la toilette un savon surgras, et après un séchage soigneux de la peau, un lait hydratant ou une huile sèche. Mais évitez les huiles de bain à verser directement dans l'eau, car elles peuvent rendre la baignoire glissante. Les pieds sont particulièrement fragiles, surtout en hiver, lorsque le chauffage central accentue le dessèchement de la peau. Après chaque toilette, veillez à ce que les pieds et les orteils soient bien essuyés et enduisez-les d'une crème spéciale pour pieds très secs et abîmés (en pharmacie).

À NOTER : en hiver, placez des humidificateurs dans le logement de votre parent, en particulier dans sa chambre et dans la pièce de séjour.

LES PATHOLOGIES FRÉQUENTES

Certaines n'épargnent pas les personnes dans la fleur de l'âge : c'est la cas de l'arthrose, par exemple. D'autres sont très répandues chez les septuagénaires : nous parlons de l'adénome de la prostate. D'autres sont heureusement moins fréquentes.

L'arthrose

Ce rhumatisme se localise en priorité sur l'épaule, le coude, la main, la hanche, le genou, la cheville. Dû à une dégénérescence du cartilage articulaire, il entraîne douleur et blocage qui empêchent le mouvement et qui, dans les formes sévères, créent une dépendance.

Le traitement le plus courant consiste à prendre des antalgiques, et, dans les crises aiguës très douloureuses, des anti-inflammatoires. Mais ne prenez pas l'initiative de donner ce type de médicament à votre parent sans avis médical. N'oubliez pas que certaines interactions entre les médicaments sont dangereuses et ceux-ci ne sont pas dénués d'effets secondaires. La kinésithérapie et la rééducation fonctionnelle peuvent être prescrites en dehors des périodes inflammatoires.

Au quotidien, il est possible d'aménager le cadre de vie, en faisant l'acquisition, par exemple, de couverts spéciaux (rendez-vous page 63).

Notez aussi que la chirurgie, comme la pose de prothèses de hanche, par exemple, donne d'excellents résultats même chez les personnes très âgées, les interventions ayant souvent lieu sous anesthésie péridurale, ce qui limite les risques des anesthésies générales. Mais il faut cependant que leur état général soit globalement satisfaisant.

L'ostéoporose

La perte de masse osseuse entraîne une fragilité des os propice aux fractures et aux tassements vertébraux douloureux : la stature se tasse et le dos se voûte. Elle est la première cause des fractures du col du fémur tant redoutées, qui ont pour conséquence immobilisation, dépendance, risque d'escarres et de phlébites...

L'ostéoporose est fréquente chez les femmes de plus de 60 ans, et une femme sur deux en souffre à 80 ans ! Dans les années à venir, elle devrait être plus rare, puisque les traitements hormonaux substitutifs proposés à un grand nombre de femmes à la ménopause représentent aujourd'hui la meilleure prévention.

À titre curatif, on propose habituellement un traitement à base de vitamine D et de calcium.

L'adénome de la prostate

La prostate, petite glande de l'appareil génital masculin située à la base de l'urètre, s'hypertrophie avec l'âge. Cette augmentation de volume entraîne d'abord un trouble fonctionnel, c'est-à-dire une envie d'uriner très fréquente, au point de perturber le sommeil, et une difficulté à la miction. Cette gêne s'accompagne parfois d'infection urinaire, et, dans les formes sévères, de rétention urinaire.

L'adénome de la prostate est bénin ; le traitement est d'abord médicamenteux, puis chirurgical si on ne constate pas d'amélioration.

Le cancer de la prostate est très fréquent chez les hommes de plus de 75 ans. Le traitement, hormonal, chirurgical ou radiothérapeutique, varie selon l'âge du patient, son état général et l'importance de la tumeur.

L'examen de la prostate fait partie de la surveillance régulière du médecin traitant.

L'hypertension artérielle

Les travaux de l'OMS (Organisation Mondiale de la Santé) ont mis en évidence qu'une tension normale était égale ou inférieure à 14/9. Une tension de 16/9 est considérée comme pathologique et doit faire l'objet d'un traitement.

L'hypertension artérielle est parfois discrète : la personne ne ressent pas de symptômes particuliers. Mais l'affection est cependant dangereuse, car elle peut entraîner des accidents vasculaires cérébraux ou des accidents cardiaques aigus.

Une surveillance médicale régulière de votre parent est la meilleure des sécurités. Mais vous pouvez aussi vous procurer dans un magasin de matériel médical un tensiomètre pour prendre régulièrement sa tension.

Le traitement de l'hypertension artérielle, très au point, est généralement médicamenteux.

Les accidents vasculaires cérébraux

L'obstruction d'un vaisseau peut entraîner des lésions graves du cerveau (appelées ischémies). Celles-ci sont parfois réversibles, mais elles laissent aussi souvent des séquelles.

Les causes sont diverses : l'athérosclérose, une hypertension qui n'a pas été détectée ou pas soignée, une affection cardiaque…

L'apparition des symptômes est brutale et doit vous conduire à appeler d'urgence le médecin : hémiplégie, troubles de la vue, de l'audition, de la parole (aphasie), de la mémoire, vertiges…

Après une surveillance en milieu hospitalier, la rééducation permet d'obtenir, dans certains cas, une bonne récupération.

La meilleure des préventions de ces accidents est une surveillance médicale régulière.

Le diabète

On distingue le diabète « maigre », qui frappe les personnes jeunes, et le diabète « gras » ou « type 2 », qui toucherait 10 % des personnes de plus de 65 ans. Le pancréas devenu paresseux ne fabrique plus assez d'insuline.

Si votre parent se plaint d'une intense fatigue, s'il a toujours soif, s'il urine souvent, ou s'il présente des signes de déshydratation (rendez-vous page 73), parlez-en au médecin. Un examen de sa glycémie (prise de sang) permettra d'établir le diagnostic.

On ne guérit pas du diabète, mais il est important d'équilibrer la glycémie, car la maladie peut avoir de graves complications : atteintes de la rétine, des reins et du système nerveux, comas hypoglycémiques… D'autre part, les plaies se guérissent difficilement chez un diabétique.

Le traitement consiste d'abord en un régime alimentaire, puis, si la glycémie ne se normalise pas, en la prise de médicaments hypoglycémiants. Dans les formes sévères, le médecin peut prescrire des injections quotidiennes d'insuline.

Dans tous les cas, votre parent devra être suivi par son

médecin traitant et faire des bilans biologiques très régulièrement.

La prévention des lésions des pieds est d'une absolue nécessité chez les personnes diabétiques, car elles cicatrisent très difficilement. Et on connaît alors la réaction en chaîne : plaie = immobilisation = perte d'autonomie = risque d'escarres qui, elles non plus, ne guériront pas ou très péniblement.

Vérifiez très régulièrement l'état des pieds de votre parent âgé diabétique : en cas de corne, de crevasse, d'ongle déformé ou incarné, de mycose (champignons) entre les orteils, consultez immédiatement.

Il est préférable de faire appel à un pédicure ou un podologue pour l'entretien des pieds, car il saura utiliser les instruments adéquats.

Comment reconnaître un malaise hypoglycémique

Ce type de malaise est l'une des conséquences d'un diabète mal équilibré.

En voici les caractéristiques : votre parent se sent soudain très faible, il est pâle, il tremble, il transpire, il s'agite ou au contraire il est abattu, ou encore confus.

L'absorption de sucres rapides comme du sucre, de la confiture, du miel apaise les symptômes.

Consultez très rapidement le médecin car les malaises hypoglycémiques peuvent entraîner des complications et laisser des séquelles.

La maladie de Parkinson

Cette affection neurologique touche la motricité et se traduit par trois principaux symptômes : des tremblements au repos, une rigidité des membres et une lenteur gestuelle. Dans sa forme sévère, la maladie est invalidante : difficulté à marcher, à parler, à effectuer les actes essentiels de la vie courante. Il n'existe pas, dans l'état actuel de la recherche médicale, de moyens de guérir cette maladie. Mais on peut en limiter en partie les effets, grâce à des médicaments qui ne sont hélas pas dénués d'effets secondaires.

Le régime alimentaire des diabétiques

Il n'est pas trop contraignant, et est très proche des recommandations faites par les diététiciens pour avoir un bon équilibre alimentaire.

En voici les principes * :

- Éviter le grignotage, et en particulier les bonbons, confiseries, petits gâteaux.
- Éliminer le plus possible les graisses : viandes grasses, charcuterie, beurre, fritures.
- Manger des féculents à index glycémique bas : lentilles, pâtes, riz, haricots blancs.
- Remplacer les boissons sucrées (même le jus de fruits sans sucre ajouté) par des sodas « light ».
- Ne pas abandonner le pain, mais éviter les pâtisseries.
- Prendre des légumes verts et un fruit à chaque repas.

En pratique :
Votre parent apprécie les « douceurs » ? Évitez les pâtisseries du commerce, préparez-lui des gâteaux faits maison, en remplaçant le sucre par un édulcorant qui résiste à la cuisson.
Il aime le beurre ? Remplacez-le par une margarine végétale en barquette. Essayez plusieurs marques, les formes demi-sel sont moins fades.
Il a besoin de calcium, mais on lui interdit le fromage : donnez-lui du lait demi-écrémé (dans son café, ou sous forme de crème dessert, de flan, de purée), des yaourts (2 par jour), du fromage blanc (200 g par jour) ou des petits-suisses.

---

* D'après les recommandations officielles de l'ANAES (Agence Nationale d'Accréditation et d'Évaluation en Santé).

POUR NE PAS ÊTRE SEUL FACE À LA MALADIE

S'informer, dialoguer, suivre les progrès de la recherche médicale sont les moyens de ne pas rester passif face à une pathologie. N'hésitez pas à contacter les associations ; elles apportent un soutien moral et psychologique très appréciable, dispensent des conseils pratiques utiles, proposent des adresses ; certaines éditent des bulletins ou des guides (rendez-vous au carnet d'adresses page 272).

Les troubles mentaux

Certains épisodes de confusion mentale peuvent se produire chez votre parent ; les troubles apparaissent brutalement : agitation, propos incohérents…

Leur origine est diverse : suite d'un traumatisme affectif, choc opératoire, symptôme accompagnateur d'une maladie… La confusion disparaît lorsque la maladie est soignée, que le choc affectif est adouci par l'écoute et que l'effet de l'anesthésie s'estompe.

Arlette tombe dans la rue et se casse une jambe ; l'opération réussit, mais trois jours plus tard, ses enfants constatent qu'elle divague : elle voit passer des paquebots par la fenêtre de sa chambre, prétend que sa petite-fille a une tête de grenouille et que son mari la bat… Les troubles ont disparu deux jours plus tard sans séquelles.

On relève aussi des formes de délire, en particulier le délire de persécution : la personne âgée prétend qu'on lui a volé ses bijoux, son argent, son livre… ou des hallucinations auditives ou visuelles. Là encore, un choc affectif peut en être la cause. Consultez le médecin : certains médicaments apaisent les symptômes.

LES INTERVENANTS MÉDICAUX ET PARAMÉDICAUX

Le médecin généraliste est le premier maillon de la chaîne du maintien à domicile. Par sa formation, il est à même à la fois de prévenir et de dépister les maladies, de suivre les pathologies chroniques, d'orienter vers une consultation spécialisée si nécessaire, de prescrire médicaments et soins paramédicaux, et de conseiller sur les modalités de prise en charge. Bien souvent, il est aussi le confident des angoisses du patient comme de sa famille.

C'est à lui que les médecins spécialistes feront un rapport de leur consultation, que les hôpitaux enverront leurs comptes rendus d'intervention ou d'hospitalisation.

C'est lui qui, si vous le souhaitez, vous conseillera des intervenants paramédicaux.

Si le médecin traitant connaît votre famille depuis longtemps, s'il soigne plusieurs générations, il est évidemment votre interlocuteur privilégié. N'hésitez pas à lui faire part de vos inquiétudes, à lui poser les questions qui vous tiennent à cœur sur l'état de santé de votre parent.

L'ophtalmologiste pour la surveillance de la vue et la prescription de lunettes, le dentiste pour la surveillance des dents et des gencives et l'adaptation d'une prothèse, l'oto-rhino-laryngologiste, avec en relais l'audioprothésiste pour les problèmes auditifs, l'urologue pour les soucis de prostate, le phlébologue pour les soins des varices, mais aussi le dermatologue, l'endocrinologue... seront consultés pour des problèmes de santé spécifiques.

Le kinésithérapeute, l'orthophoniste, le pédicure peuvent être amenés à intervenir, aussi bien à domicile qu'en institution.

Les soins du kinésithérapeute sont divers :

- rééducation après une fracture, une entorse, une immobilisation prolongée... pour retrouver le maximum d'autonomie,
- mobilisation active des personnes alitées afin d'éviter les escarres,
- massages,
- kinésithérapie respiratoire pour éviter les séquelles de bronchites...

L'orthophoniste rééduque la parole et la déglutition.

À NOTER : ces soins sont pris en charge partiellement ou totalement par la Sécurité sociale, sur prescription médicale, selon les pathologies.

Le podologue-pédicure apporte des soins d'entretien des pieds, élimine les cors et les durillons qui gênent la marche, entretient les ongles, soulage la sécheresse pour prévenir les crevasses… Il reçoit à son cabinet mais se déplace aussi à domicile. Ses actes sont très peu remboursés par la Sécurité sociale.

Ces intervenants jouent aussi un rôle psychologique important auprès de la personne âgée dépendante, grâce à leur capacité d'écoute et de compassion. La visite du « kiné » est un point de repère dans une journée vide !

Les soins infirmiers à domicile

Prescrits par le médecin lorsque l'état de votre parent nécessite une aide pour procéder aux soins courants d'hygiène, ils sont pris en charge partiellement ou totalement par la Sécurité sociale selon la pathologie.

L'intervenant peut être :

- un infirmier ou une infirmière libéraux pour les soins : pansements, injections, prise de tension,
- une aide-soignante pour le lever, la toilette, les repas, le coucher.

Comme nous l'avons souligné un peu plus haut, la fonction de cette aide-soignante est importante : elle décharge la famille d'une tâche qu'il lui est pénible, psychologiquement, d'effectuer, et elle peut exercer une certaine autorité sur la personne âgée qui serait tentée de se laisser aller. Par ailleurs, son expérience et son œil exercé lui permettent de détecter les problèmes et d'exercer une prévention.

• Où vous adresser ?

Au Centre communal d'action sociale de la commune de votre parent ou à une association de soins à domicile (rendez-vous au carnet d'adresses rubrique « aide ménagère » page 269), ou encore à un cabinet d'infirmières libérales du quartier. Le médecin prescripteur ou le pharmacien vous proposeront certainement des adresses.

L'ÉPREUVE DE LA TOILETTE

Christine a pris en charge Yvette, sa mère, lorsqu'elle est devenue dépendante. Elle lui faisait sa toilette elle-même chaque matin, mais petit à petit, Yvette a refusé obstinément de se laisser laver. Chaque jour, l'heure de la toilette tournait au cauchemar. Christine était de plus en plus éprouvée. Elle a fait part de la situation au médecin traitant de sa mère qui lui a prescrit des soins à domicile par une aide-soignante. Christine s'en réjouit : Yvette n'ose pas s'opposer à la dame qui s'occupe d'elle avec douceur et fermeté, et accepte douches, shampooings, frictions sans protester. C'est l'aide-soignante qui a remarqué l'apparition d'un eczéma de contact et qui a pensé que l'agent irritant devait être une lessive inappropriée... : cela fait trente ans qu'elle s'occupe de personnes âgées, alors elle connaît bien leurs petites et leurs grandes misères !

L'HOSPITALISATION À DOMICILE

Elle fait suite à une hospitalisation classique. L'état de santé de votre parent ne justifie plus son séjour en milieu hospitalier, mais il a besoin de soins quotidiens ou pluriquotidiens qui nécessitent la visite d'une infirmière, d'un kinésithérapeute, d'une aide-soignante : perfusion, sondes, rééducation...

C'est le médecin hospitalier qui, au moment de la sortie du patient, prescrit les soins et donne les adresses des associations à contacter. L'équipe soignante reste en contact avec le médecin hospitalier mais aussi avec le médecin traitant qui assure d'habitude le suivi du patient.

La prise en charge financière est assurée à 100 % ou à 80% par la Sécurité sociale selon la pathologie.

LES HOSPITALISATIONS TEMPORAIRES

L'annonce d'une hospitalisation crée souvent une véritable révolution dans l'univers d'une personne âgée. Ce n'est pas sans mal qu'elle s'est adaptée à son rythme de vie et aux personnes qui s'occupent d'elle ; alors, la perspective de quitter ses repères est effrayante pour elle. D'autant que l'hôpital est le plus souvent synonyme de souffrance, d'opération, de placement définitif et d'issue fatale.

Il existe plusieurs formes d'hospitalisation.

L'hospitalisation diagnostique

Le patient entre à l'hôpital le matin et en ressort le soir, transporté en ambulance ou en VSL (véhicule sanitaire léger). Cette formule permet de réaliser des examens groupés, destinés à une évaluation médicale globale, et de centraliser les résultats. L'avantage pour votre parent comme pour vous est d'éviter d'avoir à prendre plusieurs rendez-vous avec différents praticiens (laboratoire d'analyses, radiologue, cardiologue...) et de multiplier les visites dans des laboratoires ou des cabinets.

L'hospitalisation en urgence

Une hospitalisation en urgence à la suite d'une pathologie grave, comme un infarctus du myocarde, par exemple, ou d'une chute, est anxiogène : Georgette tombe au cours de sa promenade quotidienne en glissant sur une feuille morte, un après-midi de novembre. Le SAMU l'emmène dans un grand hôpital parisien, où les urgences sont si nombreuses qu'il faut attendre trois heures avant de passer une radio. Fracture du col du fémur. Pas de place dans les chambres, il faudra attendre une sortie dans un couloir. L'opération a lieu le lendemain à l'aube. Son fils alerté la retrouve en salle de réanimation, hagarde. Elle l'appelle sans le reconnaître, et restera désorientée pendant plusieurs jours.

L'hospitalisation pour intervention

Lorsque son médecin a annoncé à René que l'opération de la prostate était indispensable et qu'il devait être hospitalisé, il a immédiatement rédigé son testament et appelé à son chevet ses enfants, persuadé qu'il ne s'en remettrait pas et qu'il ne reviendrait pas chez lui.

Les personnes âgées se savent vulnérables et comprennent bien qu'elles ne sont pas à l'abri de complications. « Ce n'est pas l'opération que je redoute, explique Janine au chirurgien qui la reçoit pour une prothèse de hanche, c'est l'infection nasocomiale » (infection à staphylocoques contractée parfois dans les hôpitaux à la suite d'une intervention).

L'hospitalisation constitue un traumatisme psychologique, plus important chez les personnes âgées que chez les patients jeunes. C'est à l'entourage de prendre quelques précautions pour les rassurer.

Si le contexte médical le permet, programmez le séjour de votre parent ; prévoyez un délai de huit à dix jours pour son entrée à l'hôpital : vous aurez ainsi le temps de le préparer psychologiquement à l'intervention, de faire avec lui sa valise avec des objets personnels (n'emportez pas d'objets de valeur car les vols ne sont, hélas, pas rares en milieu hospitalier), et de prévoir sa sortie. Mais attention, si l'intervention est différée à plusieurs semaines, votre parent risque de mal supporter cette attente et de s'inquiéter.

Soyez auprès de votre parent aux moments critiques : l'installation dans sa chambre, le retour de salle d'opération ou après des examens, l'annonce du diagnostic ou des mesures à prendre pour son avenir.

VOS QUESTIONS/NOS RÉPONSES

• *Mon père a 93 ans ; il est fragile, voit mal, entend mal, marche mal, mais il n'a pas de maladie grave. Dois-je quand même faire venir le médecin régulièrement ?*

Oui, tous les mois si votre père doit faire renouveler une ordonnance, et au minimum tous les deux mois, pour surveiller sa tension, sa prostate, son appareil respiratoire. Bien évidemment, vous devez l'appeler en cas de fièvre, de douleurs, de rhume.

• *Ma mère est hospitalisée à la suite d'une opération de la vésicule biliaire, et je ne parviens pas à rencontrer le chirurgien pour avoir des précisions sur le déroulement de l'opération. Que puis-je faire ?*

Il faut souvent beaucoup de patience et de fermeté pour obtenir un entretien, même téléphonique. Appelez le médecin traitant de votre mère pour savoir s'il a reçu le compte rendu opératoire. La loi stipule que les résultats d'examens et les comptes rendus opératoires doivent être transmis au médecin traitant du patient (décret du 30 mars 1992 pris en application de la loi du 31 juillet 1991 relative à la réforme hospitalière). Si cela n'a pas été fait, rappelez-le à la surveillante du service. Si le blocage persiste, vous pouvez saisir la Commission d'accès aux documents administratifs (rendez-vous au carnet d'adresses page 275).

5

La vie en dehors de la maison

Dans ce chapitre :

Il existe plusieurs alternatives au maintien à domicile, de l'accueil pour quelques heures ou quelques jours, au placement permanent en institution.

L'ACCUEIL TEMPORAIRE

Ces structures, hélas encore trop peu nombreuses, sont pour les personnes âgées dépendantes ce qu'est la halte-garderie pour les jeunes enfants : un lieu d'accueil sécurisé pour soulager l'entourage.

Elles permettent aussi de les préparer à un futur placement en institution en les habituant à la vie en collectivité.

Les centres de jour

Les centres de jour ou hôpitaux de jour gériatriques sont des structures médicalisées qui reçoivent des personnes âgées, une ou deux fois par semaine, dans un but thérapeutique, rééducation ou stimulation cognitive, par exemple. « Je vais au bureau », plaisante Armande qui apprécie de retrouver régulièrement son kinésithérapeute dans le centre qui la reçoit.

Les accueils de jour

Non médicalisées, ces structures ressemblent assez à un club du 4e âge ; les personnes âgées s'y retrouvent pour partager des activités (scrabble, jeux de carte, travaux manuels…), et discuter. Elles maintiennent la vie sociale et favorisent l'autonomie.

Ce sont les associations municipales ou les maisons de retraite privées ou publiques qui les gèrent. Le prix de journée moyen est de 22,87 € (soit 150 F), repas non compris.

Les résidences d'hébergement temporaires

Elles accueillent les personnes âgées dépendantes pour une durée limitée (1 jour à 3 mois maximum), lorsque le maintien à domicile est momentanément impossible : vacances de la famille ou des aidants, logement en cours de réaménagement, attente de placement dans une institution, besoin aigu d'encadrement à la suite d'un traumatisme psychologique (deuil, éloignement d'un enfant...).

Elles dépendent soit de maisons de retraite publiques ou privées, soit de services hospitaliers de « moyen séjour », soit du Centre communal d'action sociale.

Le prix de journée sera à la charge de votre parent ; il varie considérablement selon la région, la commune, et la qualité des prestations offertes. Comptez de 30,49 € (200 F) à 68,60 € (450 F) par jour. Si votre parent a de faibles ressources, l'aide sociale peut participer au financement. Vous pouvez aussi demander l'allocation-logement ou l'aide personnalisée au logement (rendez-vous page 128).

La prise de décision du placement

Il y a bien des raisons pour que le maintien à domicile de votre parent devienne un jour impossible : son état de santé nécessite une surveillance constante, il présente des troubles du comportement dangereux pour lui et son entourage, son appartement est devenu impraticable compte tenu de son handicap, sa maison est isolée ou difficilement accessible pour une tierce personne, il ne supporte plus la solitude, il ressent un violent sentiment d'insécurité...

Il faut alors envisager la solution d'un placement en établissement.

La décision est difficile à prendre, tant pour la personne âgée elle-même, si elle est en mesure de faire ce choix, que pour la famille.

Mais si c'est la famille qui envisage le placement, il est très important que la proposition soit faite avec tact pour que le changement de cadre de vie s'opère dans les meilleures conditions.

Plusieurs possibilités peuvent se présenter, selon la composition de la famille, l'état de santé... et les ressources.

La décision personnelle... et ses surprises

Madeleine, 85 ans, et Gérard, 88 ans, vivaient tous deux dans leur appartement. Madeleine souffrait d'arthrose et n'osait pas sortir seule, Gérard avait des absences de plus en plus nombreuses. Leur gardienne faisait leurs courses, la femme de ménage assurait l'entretien de la maison, leur fille venait les voir chaque soir après son travail, leurs petits-enfants téléphonaient souvent... Une vie somme toute heureuse, compte tenu de leur grand âge. Mais Madeleine, qui avait une personnalité d'enfant gâtée, n'était jamais satisfaite de son sort. Aussi décida-t-elle que la vie serait plus douce en institution. Ses désirs étant des ordres pour son entourage, Madeleine et Gérard partirent dans une maison très accueillante en région parisienne. Et ils revinrent chez eux au bout de huit jours, Madeleine ayant convoqué la directrice de l'établissement pour lui faire part de ses griefs sur sa gestion et lui donnant des consignes à suivre !

Avant d'entamer des démarches, tentez de savoir si la décision de votre parent de partir en institution est fondée sur des faits objectifs et raisonnables ; cernez bien ses raisons. Une simple petite dispute avec son aide-soignante ou un coup de cafard peuvent suffire à ce qu'il veuille changer de vie. Certains idéalisent la maison de retraite. D'autres, a contrario, et ce sont les plus nombreux, imaginent le pire et se voient déjà emprisonnés.

Étudiez avec votre parent les différentes formules possibles et faites en sorte qu'il vous accompagne dans vos recherches afin qu'il mesure bien les conséquences de sa décision et le style de vie qui l'attend.

La décision de l'entourage

Malgré des conditions de vie peu sécurisantes et une solitude pesante, bien des personnes âgées tiennent à rester chez elles, et taisent parfois leur détresse, comme ce monsieur de 78 ans qui avait caché ses chutes à sa fille de peur qu'elle ne veuille le placer dans une maison de retraite.

La décision n'est pas simple à prendre pour la famille qui

peut craindre de faire un mauvais choix, et se culpabiliser de contraindre son parent à une adaptation difficile.

Les familles traversent elles aussi des situations de crise : « Elle est tombée trois fois cette semaine, le voisin l'a retrouvée dans la rue en chemisier en plein hiver… » La fatigue, le souci permanent de complications ou d'accident usent les bonnes volontés les plus tenaces. Quel soulagement, alors, de savoir son parent encadré dans un environnement sécurisant !

L'expérience montre que selon les familles, on assiste à des réactions bien différentes. L'un déclarera froidement que son père sera bien mieux en établissement, et s'empresse d'emménager dans son appartement devenu vacant sous prétexte qu'il est plus commode pour lui. L'autre s'obstine à garder chez lui sa mère dans des conditions de sécurité très limites alors qu'elle a besoin de soins constants.

À chaque famille sa sensibilité. Mais il existe une règle : si la personne âgée dépendante devient dangereuse pour elle ou son entourage, il est indispensable d'envisager une garde permanente ou un placement. Marie-Magdeleine, atteinte de maladie d'Alzheimer, avait pour habitude d'éteindre ses cigarettes un peu partout, sauf dans un cendrier. Elle mit le feu à ses draps, à son fauteuil et aux rideaux de sa chambre. Le gardien de son immeuble, appelé par les voisins de palier qui sentaient une odeur de fumée, réussit à chaque fois à circonscrire le début d'incendie. Mais à la troisième alerte, il prévint le Syndic qui mit la famille de la vieille dame en demeure de prendre des dispositions.

Par ailleurs, se pose aussi la question du conjoint dont l'état de santé ne nécessite pas le placement ; va-t-il pouvoir rester seul chez lui ? Aura-t-il les moyens de vivre décemment une fois la pension de la maison de retraite payée ?

La première question à vous poser est : « Avons-nous fait le tour de toutes les possibilités d'aides pour le maintenir à la maison ? » Si votre réponse est oui, si la situation devient vraiment critique, tant pour votre parent que pour vous, il apparaît évident que votre parent doit quitter son domicile.

COMMENT SUGGÉRER LE DÉPART ?

Prenez le temps de faire éclore l'idée d'un départ dans l'esprit de votre parent sans qu'il sente qu'on lui impose cette solution.
- Suggérez doucement, en parlant par exemple d'une de vos relations qui est très heureuse dans une famille d'accueil, d'une institution qui va ouvrir prochainement ses portes dans le quartier ou dans la ville, des avantages de la vie en société...
- Écoutez ses réflexions, ses remarques pour savoir ce qu'il redoute.
- Répondez le plus précisément possible à ses questions.
- Offrez un choix, demandez son avis.
- Proposez-lui de visiter un établissement que vous avez sélectionné, et si cela est possible un séjour « à l'essai ».
- Sauf bien évidemment le cas où votre parent n'est plus en mesure de prendre de décisions, ne lui imposez pas vos désirs, vous risquez le rejet ; il ne doit pas avoir le sentiment que ce départ est une sanction de sa dépendance.
- Une fois la décision prise, préparez son départ avec lui, en le présentant comme un soulagement, un heureux dénouement.

Se renseigner, prendre des contacts, entreprendre des démarches, même si vous n'avez pas recours au placement, c'est une sécurité d'esprit.

Ensuite une question se pose : comment faire accepter le départ à votre parent sans le traumatiser ? Envisagez d'abord les solutions d'accueil, avec leurs incidences, et en particulier les incidences financières. Il serait inutile de proposer à votre parent une formule qui se révèle inapplicable par la suite.

Les incidences psychologiques du départ

Quitter la maison dans laquelle on a vécu pendant des années, souvent avec un conjoint lui-même disparu, est un déchirement. Chaque mètre carré est porteur de souvenirs auxquels la personne âgée tient, même s'ils ne sont pas tous heureux.

Partir, c'est tirer un trait sur le passé. Pour se tourner vers quel avenir ?

Même si votre parent décide lui-même de quitter sa maison, comprenez qu'il soit déstabilisé. Les personnes âgées ont de grosses difficultés à s'adapter au changement, même le plus minime. Alors, lorsque tout est différent !

Vous comprendrez qu'il est essentiel, lorsque le départ est décidé par la personne âgée avec soulagement, d'être proche d'elle pendant ces jours ou ces semaines de mutation. Les réactions peuvent être diverses : la tristesse, les crises de larmes sont fréquentes, mais la peur du changement et l'angoisse du monde inconnu qui l'attend peuvent aussi se traduire par de l'agressivité : colères, critiques... Pour apaiser ces tensions, les remèdes s'appellent patience, douceur, compréhension.

Vous pouvez aussi vous heurter à un refus catégorique de votre parent, à des menaces, à un chantage. Dans ce cas, la famille n'est pas le meilleur interlocuteur pour négocier. Le médecin traitant, surtout s'il est aimé et respecté par votre parent, sera mieux placé pour le persuader. Mais si le refus persiste, différez de quelques semaines ou de quelques mois le départ : un placement de force est un gage d'échec.

L'HÉBERGEMENT FAMILIAL

C'est celui qui est le plus proche de la vie passée. Le cadre d'une maison ou d'un appartement et l'ambiance familiale sont sécurisants sans avoir l'inconvénient d'une trop grande nouveauté et de confronter la personne âgée à une vie en collectivité qu'il n'a peut-être jamais connue.

L'hébergement chez un membre de la famille

Lorsque la personne âgée dépendante ne peut ou ne veut pas rester chez elle, l'accueil par un membre de sa famille est évidemment pour elle une très bonne solution.

Dans la mesure toutefois où les conditions de vie sont satisfaisantes et l'ambiance familiale sereine. Un appartement exigu et bruyant, un climat tendu, des disputes et des bouderies ne sont évidemment pas favorables à la santé d'une personne âgée. Il faut donc que la famille puisse offrir à son parent un minimum de confort matériel et psychologique.

C'est pourquoi la décision des hôtes ne doit pas être prise à la légère car, en cas d'échec, le traumatisme sera grave pour tout le monde.

Bien sûr, devant le grand âge et la dépendance de votre parent, vous avez probablement la volonté de le protéger. Cet élan de générosité vous honore. Mais avant de prendre la décision de l'accueillir chez vous, examinez-en les possibilités et les conséquences avec les personnes qui vivent avec vous. Car c'est toute la famille qui est concernée par la situation, et l'accueil doit être accepté à l'unanimité.

Envisagez :

- Les conditions matérielles : pour que votre parent et vous puissiez, chacun de votre côté, avoir un peu d'intimité, il est souhaitable que vous mettiez à sa disposition une chambre personnelle avec une salle d'eau ou au moins un coin-toilette. La chambre partagée avec un enfant ne peut être qu'une solution provisoire à très court terme. La salle de bains est une pièce où se focalisent beaucoup de conflits : « Qui a pris mon rasoir ? Toutes les serviettes sont mouillées ! Qui reste dans le bain pendant une heure ? » Chacun prend son tour et doit se presser pour laisser la place au suivant... Une personne âgée dépendante supporte très mal le stress et ne peut pas, physiologiquement, se presser. Il faut donc lui assurer le calme et un rythme de vie à sa cadence.

- Votre niveau de tolérance : la présence d'un parent âgé, même s'il est discret et d'un caractère facile, va modifier votre vie. Il ne faut surtout pas se voiler la face et sous-estimer les conséquences de l'hébergement. Si la dépendance est lourde, les contraintes au quotidien vont être pesantes. « Lorsque nous voulons aller au cinéma, le soir ou le dimanche, nous devons faire appel à une mamy-sitter », dit Sonia qui héberge sa mère de 95 ans. « Ce qui est le plus pénible, ce sont les nuits : ma belle-mère se lève sans arrêt, parcourt le couloir, ma femme se lève dix fois pour la recoucher, j'en perds le sommeil et je suis épuisé le matin pour aller travailler », se plaint Didier.

- L'attitude de votre conjoint : supporte-t-on de la part de sa belle-mère ce que l'on supporterait de sa propre mère ? Ce n'est pas sûr. La présence de la personne âgée au foyer devient souvent, dans des couples où l'entente n'est pas parfaite, le catalyseur de conflits. Il est nécessaire que l'engagement de votre conjoint soit clairement exprimé afin que des malentendus ne puissent pas s'installer si la situation devient difficile.

- L'attitude de vos enfants : elle sera variable selon leur âge, leur caractère, et l'état de santé de votre parent. Hadrien, 16 ans, a dû donner sa chambre à sa grand-mère, et depuis un mois il squatte chez un copain, au désespoir de sa mère. Hadrien accepte mal de ne plus avoir de coin à lui. À l'inverse, Agathe, 18 ans, n'envisage pas que sa grand-mère puisse être dans une maison « avec des étrangers ». Elle lui tient volontiers compagnie lorsque ses parents sortent et trouve cela très normal.

Les jeunes perçoivent mal la situation s'ils se sentent exclus ou lésés. Mais ils ont souvent, et plus qu'on ne le pense, le sens de la solidarité familiale.

- La possibilité d'avoir des relais : la présence en continu est un lourd fardeau, une responsabilité sans faille. Si possible, prévoyez des « relais » pour pouvoir sortir, partir en week-end ou en vacances : relais familiaux avec des frères, sœurs, cousins... ou relais extérieurs avec des aidants ou des soignants (rendez-vous page 272).

À NOTER : vous pouvez bénéficier de déductions fiscales si votre parent est à votre charge (rendez-vous page 250).

Le temps partagé

Ginette, 85 ans, est tombée trois fois dans l'escalier de sa maison. Par chance, elle n'a pas eu de fracture, juste des ecchymoses, mais la prochaine fois ? Maintenant, elle a peur et refuse de quitter sa chambre. Alors, ses trois enfants ont décidé de l'accueillir, chacun à leur tour. Ils ont organisé leurs tours de garde en fonction de leurs possibilités respectives. Ginette vit la semaine chez sa fille aînée, passe les fins de semaine chez son fils, et toutes les vacances scolaires chez sa fille cadette. Comment vit-elle cette situation ? Ginette ne cache pas qu'elle préférerait ne pas bouger de chez sa fille aînée, car ses allées et venues la fatiguent beaucoup, mais elle n'ose pas se plaindre, car, précise-t-elle « j'ai de la chance, ils sont tous très gentils avec moi ».

Cette formule du temps partagé entre les enfants a bien des aspects positifs pour la famille qui se répartit la charge, mais elle n'est pas toujours souhaitable en cas de dépendance lourde. Ainsi une personne souffrant de maladie d'Alzheimer risque d'être désorientée et les changements de cadre de vie peuvent entraîner une aggravation de son état.

Les familles d'accueil

Lorsque les proches ne peuvent pas recevoir leur parent, les familles d'accueil offrent une possibilité d'hébergement qui peut être conviviale. Une famille héberge une personne âgée dépendante moyennant une pension ; elle peut alors bénéficier d'aides fiscales (rendez-vous page 250). Ce sont les Conseils généraux, dans les départements, qui mettent en pratique cette formule et qui délivrent aux familles un agrément, obligatoire, afin d'éviter des dérives.

Pour obtenir cet agrément, les familles d'accueil postulantes doivent se soumettre à une enquête sociale qui porte à la fois sur les conditions matérielles de l'accueil (caractéristiques du logement et des pièces proposées aux résidants), sur la famille, et en particulier sur les motivations et les compétences de la personne responsable du résidant.

Un suivi régulier est assuré par le Conseil général afin de vérifier que les conditions initiales de l'agrémentation sont bien respectées. En cas de non conformité, l'agrément peut être retiré à la famille.

Cette formule est appréciée par les personnes âgées, en particulier en région, lorsque les établissements sont rares ou éloignés de leur village ; elles restent dans leur environnement habituel et gardent leurs repères. Elles sont entourées sans connaître les inconvénients de la collectivité. Pour que cette solution de placement soit bénéfique, encore faut-il que les relations entre la personne âgée et l'accueillant soient harmonieuses.

Sur le plan pratique, la famille d'accueil passe un contrat avec le résidant ; ce contrat type est établi par le Conseil général. Il fixe :

- les caractéristiques des locaux mis à disposition de la personne âgée : chambre, salle d'eau et WC privés...
- les conditions d'accueil : détail des prestations fournies tels que repas, toilette, blanchisserie, chauffage, ménage...
- la nature de l'accueil : durée déterminée ou indéterminée,
- la rémunération,

Elle se décompose en trois parties :

- une indemnité pour services rendus,
- une indemnité pour les frais d'entretien et de nourriture,
- un loyer pour la pièce mise à la disposition du résidant.
- la modification ou la dénonciation du contrat : durée de la période d'essai, délai de préavis en cas de rupture de contrat après la période d'essai. Un préavis de trois mois est en général prévu lorsque l'accueillant met fin au contrat ; il est réduit à un mois si c'est le résidant qui souhaite partir.

Votre parent peut bénéficier des aides au logement et de l'APA s'il remplit les conditions requises (rendez-vous pages 185 et 158).

À NOTER : l'accueillant et le résidant doivent l'un et l'autre souscrire une assurance responsabilité civile.

• Où vous adresser ?

Contactez le Conseil général de votre région, ou une association de familles d'accueil (rendez-vous au carnet d'adresses page 276).

L'HÉBERGEMENT COLLECTIF

Sous ce terme générique, on regroupe tous les établissements qui accueillent des personnes âgées en collectivité. Le point commun s'arrête là, car il existe une grande diversité de structures. Diversité des appellations mais aussi diversité de taille et de style.

Les personnes âgées entrent de plus en plus tard dans ces établissements, car la décision est prise lorsque l'état de santé se dégrade au point de ne plus permettre le maintien à domicile. C'est dire que la clientèle présente, en majorité, un niveau de dépendance élevé. Il convient donc de choisir un établissement en fonction des besoins de suivi et de soins.

Les foyers-logements

Ils proposent aux personnes âgées un hébergement en studio indépendant, avec la possibilité d'avoir accès à des services qui sont facturés indépendamment : repas, blanchisserie, animation, et une permanence de nuit en cas de nécessité.

Chaque résidant est locataire de son logement qu'il meuble et équipe comme il le souhaite.

Cette forme d'hébergement s'adresse à des personnes valides qui se sentent en insécurité chez elles.

Les deux tiers de ces établissements dépendent du secteur public. Certains sont agréés et permettent de percevoir l'aide sociale. Le loyer de base par jour est en moyenne de 30, 49 € (200 F).

• **Où vous adresser ?**
- au Centre communal d'action sociale de la mairie ;
- au Conseil général du département.

Les résidences-services

Elles offrent la possibilité d'occuper un appartement indépendant (1 à 4 pièces) indépendant et de bénéficier de services, à la demande : restauration, blanchisserie, aides ménagères, soins infirmiers. Les résidents sont soit locataires, soit propriétaires de leur logement.

Dépendant du secteur privé, la majorité d'entre elles sont gérées par des chaînes hôtelières ou des promoteurs immobiliers.

Elles se distinguent par la bonne qualité des prestations et allient le confort, l'indépendance à la sécurité. Elles s'adressent à une clientèle aisée. À titre indicatif dans l'une d'elles, la location d'un studio de 45 m^2 coûte, charges locatives comprises, 1 423,72 € (soit 9 339 F) par mois, sans compter le chauffage, l'électricité, l'assurance multirisques habitation, la taxe d'habitation, le téléphone, et le cas échéant l'entretien, la blanchisserie, et les repas. Certaines de ces résidences sont très médicalisées et acceptent donc des personnes dépendantes.

• **Où vous adresser ?**

Aux sièges des groupes qui gèrent ces résidences (rendez-vous au carnet d'adresses page 281).

Les résidences Édilys

Ce sont des résidences-services gérées par les organismes HLM, qui fonctionnent sur le même principe que les résidences-services du secteur privé : un logement de type studio ou deux-pièces, et des services collectifs.

Selon leur niveau de médicalisation, elles accueillent des personnes valides, semi-valides ou dépendantes.

Elles s'adressent à des personnes aux revenus modestes qui peuvent bénéficier de l'aide sociale et des aides au logement.

Certaines résidences demandent à l'entrée le versement d'une caution, restituée au résident à son départ, ou à ses ayants-droit en cas de décès.

Les MARPA (Maisons d'accueil rurales pour personnes âgées)

Ce sont de petites structures privées (une vingtaine de résidents en moyenne) qui reçoivent, en zones rurales, des personnes âgées valides ou semi-valides, qui participent à la vie de la maison en préparant ensemble les repas, par exemple, sous le patronage d'une « maîtresse de maison ». Ces maisons ne sont pas médicalisées.

• Où vous adresser ?

À la Fédération nationale des MARPA qui vous fournira l'adresse de la maison dans la région qui vous intéresse (rendez-vous au carnet d'adresses page 279).

Les maisons de retraite

Ce terme générique regroupe des établissements très divers par leur gestion, leur structure et leur vocation.

Dans le secteur public, on distingue :

- les MAPA ou Maisons d'accueil pour personnes âgées, pour les personnes qui ne peuvent vivre seules sans toutefois avoir besoin de soins médicaux constants,

- les MAPAD, ou Maisons d'accueil pour personnes âgées dépendantes, ou désorientées, qui sont médicalisées.

Ces établissements dépendent des Centres communaux d'action sociale.

Dans le secteur privé, certaines maisons sont gérées par des associations à but non lucratif ou des fondations ; d'autres, à caractère commercial, sont gérées par des personnes physiques ou morales. Les tarifs sont libres.

Les maisons de retraite assurent toutes à leurs résidents au minimum un hébergement en chambre individuelle ou double avec sanitaires et la restauration. D'autres prestations sont parfois comprises dans le prix de journée, comme le blanchissage du linge. Des animations sont proposées, selon le profil des personnes âgées.

Lorsque la maison de retraite dispose d'une « cure médicale », une infirmière et des aides-soignantes assurent la permanence et les soins 24 heures sur 24 ; un médecin, un kinésithérapeute, un psychologue viennent régulièrement.

• Où vous adresser ?

- Pour les maisons de retraite publiques : au Centre communal d'action sociale de la commune de votre parent, ou au Centre local d'information et de coordination (CLIC) qui dépend de la mairie de votre commune ; vous pouvez aussi consulter le guide national de maisons de retraite publiques.

- Pour les maisons de retraite privées : consultez les guides, les annuaires, les sites Internet et les services Minitel qui répertorient les maisons de retraite selon des critères géographiques, en donnant pour chacune les principales conditions d'hébergement (rendez-vous au carnet d'adresses rubrique « maisons de retraite » page 279).

À NOTER : certaines caisses de retraite gèrent des maisons de retraite et accordent à leurs adhérents des tarifs préférentiels. Pensez à vous informer auprès de la caisse de votre parent.

Les CANTOU

Ces maisons sont destinées aux personnes âgées désorientées. Chaque Cantou est une petite structure qui regroupe une douzaine de personnes hébergées dans des chambres individuelles autour d'un lieu de vie animé par une « maîtresse de maison ». Les résidents sont invités à participer à la vie de la maisonnée, dans la mesure de leurs capacités : cuisine, gestion du linge, petit bricolage…

Une réunion mensuelle est organisée avec les membres de la famille des résidents.

Les personnes accueillies dans des Cantou agréés par le Conseil général peuvent bénéficier de l'aide sociale.

• Où vous adresser ?

À l'Association des Cantou (rendez-vous au carnet d'adresses page 280).

Les unités de long séjour

Publiques ou privées, ces structures d'accueil sont rattachées à des établissements de soins (hôpitaux, cliniques).

Elles reçoivent des personnes âgées très dépendantes ou qui

souffrent de pathologies lourdes, et dont l'état de santé exige des soins permanents et une surveillance médicale constante.

LE CHOIX DE LA RÉSIDENCE

Vous en êtes certainement conscient : du choix de l'établissement qui accueillera votre parent dépendra la qualité des dernières années de sa vie. La responsabilité est lourde, et la démarche n'est pas facile, car les institutions ne sont pas assez nombreuses, pas suffisamment équipées souvent, mal adaptées parfois.

Certains ouvrages soulignent de façon poignante les lacunes des possibilités d'hébergement. Il existe de véritables mouroirs, gérés par des personnes dénuées de scrupules. Ce ne sont pas forcément les plus économiques. Mais il existe aussi des établissements propres, accueillants, où l'encadrement est chaleureux et familial, et dont les tarifs ne sont pas forcément prohibitifs.

COMMENT FAIRE LE BON CHOIX ?

Plusieurs critères entrent en jeu :

- Les besoins de votre parent : ils sont fonction de son degré d'autonomie et de son état de santé général. Dans un établissement trop médicalisé, sa dépendance s'aggravera ; dans une institution trop peu médicalisée, il prendra des risques physiques et ressentira un sentiment d'insécurité.
- La localisation géographique : plus il sera près de vous, de sa famille, plus vos visites seront fréquentes et plus il se sentira entouré.
- Ses conditions de vie habituelles : cadre, environnement… Une personne habituée à se promener dans un jardin souffrira d'être en ville.
- Le budget dont il dispose : dans le domaine de la dépendance, l'argent est aussi le nerf de la guerre.

L'évaluation des besoins de la personne âgée en fonction de son état de santé

Dans les années 50-60, l'âge moyen d'entrée dans une maison en retraite était de 65 ans. Aujourd'hui, c'est 85 ans. La

« clientèle » a changé. Mais les structures n'ont pas toujours suivi. C'est-à-dire que des octogénaires, des nonagénaires, des centenaires ont davantage besoin d'un encadrement médical que d'ateliers de macramé. Les uns n'empêchent pas les autres, bien sûr.

Mais il est essentiel de comprendre les besoins de votre parent pour définir le profil de l'établissement dans lequel il sera le mieux.

Une personne moyennement dépendante s'épanouira dans une institution qui lui offre un rythme de vie régulier, des centres d'intérêt et des repères ; sécurisée, elle gagnera même de l'autonomie.

Solange, 82 ans, s'ennuyait beaucoup seule chez elle ; elle, si gourmande, n'avait même plus le courage de se mettre à table. La télévision ne l'intéressait plus. Depuis deux mois, elle occupe un studio dans un établissement pour personnes âgées. Elle peut rester chez elle si elle le souhaite, ou partager les repas et les activités des autres résidents lorsqu'elle en a envie. Mais, très sociable, elle participe à tout ce que lui propose le programme de la semaine.

Une personne plus dépendante n'aura pas besoin d'activités ni de sorties, mais au contraire de calme, d'apaisement, d'une sorte d'accompagnement de fin de vie.

Dans la mesure du possible, essayez d'interroger votre parent pour savoir ce qu'il attend d'un établissement d'accueil, et ce qu'il redoute.

Le montant du budget à prévoir

Les tarifs pratiqués par les établissement varient selon les régions et la nature des prestations :

- Paris et Île-de-France : environ 30,49 € à 99,09 € (soit 200 F à 650 F) par jour

- région : environ 22,87 € à 68,60 € (soit 150 F à 450 F).

LA TARIFICATION DES ÉTABLISSEMENTS POUR PERSONNES ÂGÉES*

Le tarif se décompose en trois parties :
- le tarif hébergement qui comprend les prestations d'administration générale, d'accueil hôtelier, restauration, entretien… : il est acquitté par le résident, ou le cas échéant, par l'aide sociale ;
- le tarif dépendance qui inclut les prestations d'aide et de surveillance liées à l'état de dépendance : elles sont à la charge du résident ou payées par l'Allocation Personnalisée d'Autonomie (APA) ;
- le tarif soins qui concerne les prestations médicales et paramédicales : elles sont prises en charge par l'assurance maladie.

---

* Décret 2001-388 et arrêté du 4 mai 2001 (JO du 6 mai 2001).

Faites le point des revenus de votre parent en tenant compte des éventuelles aides dont il peut bénéficier :

- allocation personnalisée d'autonomie (APA),
- allocation logement,
- aide personnalisée au logement,
- réduction d'impôt pour frais d'hébergement dans un établissement. (Rendez-vous page 155 et suiv.)

Si ses ressources sont insuffisantes, étudiez la participation financière que chacun des enfants peut apporter. Vous le savez, la loi impose aux enfants de subvenir aux besoins de leurs parents (rendez-vous page 201). Vous avez d'ailleurs peut-être déjà aidé votre parent pour assumer les frais d'aides à domicile. Organisez s'il le faut une réunion familiale pour pouvoir dresser le budget prévisionnel.

Lorsque la participation familiale ne permet pas d'atteindre le montant de la pension, il reste le recours à l'aide sociale, qui, rappelons-le, est récupérable sur la succession. Cela signifie qu'une hypothèque peut être prise sur les biens de la personne âgée ; elle sera levée à son décès. Le dossier doit être retiré, rempli et remis avec les pièces justificatives au Centre communal d'action sociale. Le choix de votre parent, ou le vôtre, devra alors obligatoirement porter sur un établissement agréé.

À NOTER : le délai de traitement du dossier de demande

d'aide sociale est long, de l'ordre de trois mois en moyenne. Prenez donc vos dispositions à temps si vous envisagez un placement prochain. Sachez que l'accord de l'aide sociale est valable pendant deux ans à dater de sa notification.

Vos critères de sélection

L'assistante sociale de la mairie, le médecin traitant, les soignants, les voisins et les amis peuvent vous indiquer des adresses d'établissements pour votre parent. À consulter : les guides ou les sites répertoriant ces établissements par département (rendez-vous au carnet d'adresses rubrique « maison de retraite » page 279).

La première approche s'effectue par téléphone : vous demanderez l'envoi d'une brochure d'information qui vous permettra de faire une première sélection.

Voici tous les critères à examiner :

• **Le cadre :** l'établissement est-il situé dans un parc, un jardin ?
Les espaces verts permettent des promenades, des pauses au soleil sur un banc...

• **L'accès à l'établissement :** autobus - métro - autocar - gare SNCF - taxis...
Il est souhaitable de faciliter les visites des proches.

• **La capacité d'accueil :** le nombre de résidents

• **Le profil de la clientèle :** répartition hommes/femmes - âge moyen - niveau de dépendance

• **Les aménagements :** sont-ils bien adaptés au handicap de votre parent ?

• **L'accès aux chambres :**
- nombre d'étages
- ascenseur

• **Le mode d'hébergement :**
- chambre individuelle
- chambre pour couple
- chambre double
- balcon

- sanitaires privés (bain, douche, WC équipés spécialement)
- prise TV
- prise téléphone
- possibilité d'apporter ses objets personnels et de petits meubles
- possibilité d'amener son animal de compagnie

• **La vie sociale :**

- salon de télévision - bibliothèque - bar ou cafétéria

• **Les repas :**

- nombre de repas
- choix des menus
- préparation des repas dans l'établissement ou à l'extérieur
- service en salle à manger et/ou en chambre
- possibilité de repas pour les visiteurs

• **La surveillance médicale :**

- médecin attaché à l'établissement ou indépendant
- nombre d'infirmières
- nombre d'aides-soignants
- présence médicale 24 h/24
- garde de nuit
- hôpital de transfert en cas d'urgence

• **La vie quotidienne :**

- animations : ateliers, jeux de société, projections de films, sorties, fêtes et anniversaires
- courrier : distribution-relevé
- linge : entretien à la charge du résident ou de l'établissement
- horaires des visites
- règlement intérieur (à vous faire communiquer)
- culte : offices, possibilité de recevoir la visite d'un ministre du culte
- soins esthétiques : possibilité de visite d'un coiffeur
- vacances : possibilité pour le résident de s'absenter pour les week-ends ou l'été ; taux de facturation en cas d'absence

• **Les tarifs et les suppléments** (couches, blanchisserie…)

• **Les possibilités d'aides financières :** aide sociale, APL, AL, APA.

• **Les conditions d'admission :**

- liste d'attente
- visite médicale nécessaire
- versement d'une caution
- assurance spéciale à souscrire.

> **Observez les détails**
>
> Lors de vos visites dans les établissements, soyez attentif aux détails, car ils sont révélateurs :
>
> - le ton du personnel lorsqu'il s'adresse aux résidents : infantilisant, brusque, chaleureux, rassurant…
> - la tenue et les attitudes des résidents dans les parties communes : coiffés ou hirsutes, correctement vêtus ou négligés, enjoués ou abattus…
> - les odeurs : elles trahissent un mauvais entretien des locaux ou des soins insuffisants (urine, sûri, moisi…).

Une ou plusieurs visites s'imposent, avec votre parent si possible. Demandez à prendre un repas sur place avec les pensionnaires.

Vous pourrez alors apprécier :

- l'exactitude de ce qui a été annoncé dans les brochures,
- la propreté des locaux,
- l'amabilité du personnel,
- la qualité de l'ambiance.

L'ambiance d'une maison de retraite dépend beaucoup de l'état d'esprit de la direction.

Valentine et Renée, toutes deux résidentes d'une maison en Île-de-France, reconnaissent : « Du temps de Madame G., c'était la terreur, un vrai gendarme, elle criait toujours après nous, on avait peur d'elle et on osait à peine sortir de nos chambres ; maintenant, avec Madame D., c'est la bonne humeur, elle est tellement gentille, même quand quelque chose ne va pas. »

Une question indispensable à poser pour prévoir l'avenir : votre parent pourrait-il rester dans l'établissement si son état de santé se détériorait ? Tentez d'obtenir une réponse ferme et demandez qu'elle soit inscrite dans le contrat d'admission. Mais il faut être réaliste ; si la maison de retraite visitée n'est pas médicalisée, il est illusoire d'espérer qu'on puisse garder une personne devenue sévèrement dépendante, dans son intérêt à elle comme dans celui des autres pensionnaires.

Demandez à interwiever plusieurs résidents, à rencontrer leur famille, informez-vous sur la possibilité d'un séjour à l'essai.

UN LABEL DE QUALITÉ

Dès 1997, l'État s'est attaché à améliorer la qualité des structures d'accueil des personnes âgées. Pour pouvoir signer une convention avec l'État et le département et bénéficier d'aides financières, les établissements doivent respecter un cahier des charges portant sur les différents aspects de l'accueil : hébergement, restauration, soins, animation, relations avec les résidents et les familles... Les établissements qui n'auront pas signé cette convention en 2003 devront fermer.

Le Journal officiel du 20 mai 1999 a publié la création d'un label de qualité certifiant un bon niveau de prestations ; il est attribué par un comité composé de représentants des pouvoirs publics, des professionnels de la santé et des consommateurs.

L'ADAPTATION

On le sait, les personnes âgées redoutent le changement et leurs facultés d'adaptation sont amoindries. Mais en institution, lieu de vie où elles doivent en principe se sentir sécurisées, il est essentiel que l'adaptation soit relativement rapide.

C'est le cas, en général, lorsque l'établissement répond bien à ses besoins.

Les signes de l'inadaptation

L'expérience l'a prouvé : si, au bout de six mois, une personne âgée n'est pas adaptée à son nouveau cadre de vie, on observe un syndrome de « glissement », qui n'est autre que la perte de la volonté de vivre. Il est important de repérer assez vite chez votre parent les signes de l'inadaptation :

- il se plaint,
- il pleure,
- il refuse de s'alimenter,
- il a perdu de son autonomie,
- il devient confus…

Parlez-en au personnel soignant, au médecin, au directeur de l'établissement.

Une institution n'est pas une prison ; si votre parent ne s'y plaît pas, vous pouvez envisager une solution de rechange, c'est-à-dire un autre établissement, ou un retour à la maison, ou une prise en charge au domicile d'un de ses proches.

La vie de tous les jours

Elle est maintenant réglée par les horaires de l'établissement.

Le rôle de la famille est allégé, mais il n'en demeure pas moins essentiel, même après la période d'adaptation. Sur le plan affectif, le personnel ne peut se substituer à vous.

Vous êtes probablement soulagé de savoir votre parent en sécurité. Mais n'oubliez pas qu'il a toujours besoin de votre présence.

Les admissions

Le premier critère d'admission des personnes âgées est leur état de santé : valide, semi-valide, dépendant. Ce critère dépend des équipements des maisons de retraite et de leurs capacités de prise en charge.

D'autres critères peuvent ensuite intervenir : certaines maisons gérées par des caisses de retraite donneront un droit préférentiel à leurs adhérents, par exemple ; ou pour une maison de retraite du secteur public, ce sont les personnes âgées de la commune, du canton ou du département qui auront la priorité.

En aucun cas la sélection ne peut être faite sur des critères liés à l'appartenance à une ethnie ou une religion.

Sachez que la liste d'attente est souvent longue. Cela signifie qu'entre le dépôt du dossier et l'entrée effective de votre parent dans un établissement, plusieurs mois peuvent s'écouler. Il est donc prudent de penser à faire votre prospection, et même à réserver sa place dès que le maintien à domicile vous paraît, à moyen terme, compromis. Si vous ne donnez pas suite à votre demande, la place sera vite prise !

Le contrat avec l'établissement

Votre parent, ou vous, s'il n'est pas en mesure de le faire, doit signer avec l'établissement qui l'accueille un contrat prévoyant le détail des prestations fournies, leur coût, les conditions de la réactualisation des tarifs, le coût des suppléments (blanchissage du linge, couches...), les possibilités d'absence temporaire hors hospitalisation, et éventuellement la durée de la période d'essai.

QUI EST-IL ?

Votre parent va maintenant être pris en charge par une équipe de soignants et d'aidants qui vont apprendre à le connaître. Pour les aider dans leur travail, pour que l'adaptation soit facilitée dans l'intérêt de tous, un conseil : remettez au personnel, dès l'arrivée de votre parent, une fiche décrivant son style de vie et ses habitudes ; ceci évitera les maladresses, les malentendus et, si votre parent est désorienté, des crises.

Par exemple :

- Problèmes courants

Si votre parent souffre de constipation et les moyens utilisés pour y remédier...

- Préférences ou rejets alimentaires

Si votre parent ne sait pas bien exprimer ses goûts ou choisir un menu.

- Rites du coucher

Si votre parent retrouve sa tisane du soir, il se sentira rassuré, par exemple.

- Habitudes vestimentaires

Elle a toujours porté une jupe et se sent mal en pantalon, par exemple.

- Contexte professionnel

Il explique certains comportements : autorité, besoin de « bricoler »...

L'aménagement de la chambre

Cette pièce va devenir pour les mois ou les années à venir son principal lieu de vie. Il est important qu'il s'y sente vite en confiance et en sécurité. Il est parfois possible d'apporter quelques meubles d'appoint qui personnalisent la pièce. Dans tous les cas, le résident peut décorer sa chambre comme il le souhaite, sous réserve, s'il partage sa chambre avec une autre personne, de ne pas empiéter sur son espace personnel.

Pensez à apporter des objets auxquels votre parent est attaché : gravures, posters, livres, bibelots...

Attention aux albums photos ; s'ils évoquent en général de très bons souvenirs, ils peuvent aussi réveiller la nostalgie du « bon vieux temps » où l'on était jeune, en pleine santé et entouré, et attrister.

Laissez toujours un peu d'argent de poche à votre parent, pour acheter un journal, des bonbons... et plus simplement pour lui laisser l'illusion de la responsabilité et de l'autonomie.

Les visites

Elles sont autorisées chaque jour, en dehors des plages horaires consacrées aux soins ; dans la pratique, le plus souvent, les visites sont libres à partir de 12 heures. Si la famille est nombreuse, organisez-vous pour établir un roulement, ce sera moins fatigant pour votre parent que de recevoir plusieurs personnes en même temps. D'autre part, il est vraiment souhaitable que ses plus proches puissent avoir de vrais moments d'intimité avec lui en tête à tête.

En fonction de l'éloignement, prévoyez si possible de prendre un repas avec votre parent, en prévenant l'établissement 24 heures à l'avance, pour des questions d'organisation. S'il peut se déplacer, emmenez-le au cinéma, au restaurant, accompagnez-le pour faire ses achats vestimentaires.

L'hospitalisation

Le consentement d'un patient est obligatoire pour procéder à son hospitalisation, sauf urgence en cas d'accident ou de malaise. Si votre parent n'est plus en mesure de donner son accord, c'est la personne qui en est responsable (tuteur ou curateur s'il est sous tutelle ou sous curatelle, conjoint ou enfant ou le plus proche parent) qui est appelée à le donner.

En cas d'hospitalisation pendant le séjour en maison de retraite, les règlements intérieurs prévoient en général le maintien du paiement du forfait hôtelier pendant 3 semaines, à l'exception des repas ; le lit de votre parent sera réservé en attendant son retour. Au-delà, il est admis que l'établissement puisse reprendre le lit pour l'attribuer à un nouveau résident. Il vous faudra donc refaire une nouvelle demande d'admission.

Les vacances

Vous souhaitez peut-être emmener votre parent en vacances avec vous. Renseignez-vous dès l'admission pour connaître les possibilités d'absence et les conditions. Le règlement de la plupart des maisons prévoit la possibilité d'une absence de cinq semaines par an (la durée des congés légaux), en application de l'article 26-3 de la loi 75-535 du 30 juin 1974 modifiée par l'article 20 de la loi 86-17 du 6 janvier 1986 ; le résident doit acquitter le forfait d'hébergement (à l'exception des repas) pour conserver sa place.

Faites une demande de congé par écrit au directeur de l'établissement.

Vos relations avec le personnel

Les soignants apprécient que les résidents soient entourés et que leur famille s'intéresse à leurs activités. Mais cette attention ne doit pas être critique ou envahissante. « Je suis gênée quand ma fille vient me voir, car elle fait toujours des réflexions, elle va finir par me faire mal voir », confie une dame de 83 ans à sa voisine de chambre.

Mais n'hésitez pas à dialoguer avec les personnes qui ont la charge de votre parent, à signaler un comportement qui vous inquiète, ou un progrès qui vous réjouit, à demander un

Du traitement au mauvais traitement

La grande majorité des résidents en maison de retraite sont bien traités et soignés avec dévouement.
Il peut cependant y avoir des dérives, contre lesquelles nous devons vous mettre en garde. Il n'est pas toujours facile de discerner la maltraitance, car elle revêt bien des formes : les menaces verbales, les soins bâclés, les gestes brutaux en sont les signes les plus évidents. Il est des actes plus sournois, comme l'ouverture systématique du courrier, par exemple.
Et puis d'autres comportements qui peuvent paraître singuliers : cette dame, Alzheimer, qui poussait des cris toutes les dix minutes en effrayant ses corésidentes moins atteintes qu'elle, a été calmée par des médicaments ; elle somnole maintenant toute la journée. Peut-on qualifier cette décision médicale de « mauvais traitement » ? Fallait-il la laisser épouvanter au quotidien des personnes qui aspiraient à une vie calme ? Avait-on d'autres moyens de la faire taire que ce bâillon chimique, puisqu'elle n'a plus sa raison ?
Et ce monsieur, ficelé sur son fauteuil parce qu'il ne tient pas bien assis ? La « contention » est une atteinte à sa liberté de mouvement, et peut paraître révoltante pour son entourage, mais peut-on prendre le risque qu'il tombe de son fauteuil et se fracture un membre ?
Soyez vigilant, observez bien votre parent, et n'hésitez pas à demander des explications au médecin de l'établissement au moindre doute.
Si vos soupçons se confirment, contactez la DDASS du département. Vous pouvez, si les mauvais traitements sont avérés, porter plainte auprès du tribunal d'instance de la commune où se trouve la maison.

entretien avec le psychologue ou le médecin si le moral ou l'état de santé de votre parent vous préoccupe.

D'ailleurs, vous serez peut-être sollicité pour faire partie du Conseil d'Établissement. Ces conseils ont été créés par la loi du 11 mars 1986 et le décret du 31 décembre 1991 ; ils sont composés de membres du personnel et de la direction, de résidents, et de membres de leurs famille. Ils ont pour objet de statuer sur le règlement de la maison et sur le déroulement de la vie quotidienne : qualité des repas, questions d'entretien, animations…

Si le personnel est attentif et chaleureux, pensez à faire un geste : une enveloppe, des bonbons ou des chocolats à l'occasion des étrennes, par exemple.

La résiliation du contrat

Hormis le cas du décès, elle peut être effectuée par le résident qui souhaite un changement de maison de retraite, ou un retour à un maintien à domicile, par exemple. Elle peut aussi être prononcée par la direction de la maison dans plusieurs cas :

- l'aggravation de l'état de santé de votre parent, ou de sa dépendance, ne permet pas le maintien dans l'établissement qui n'est pas équipé pour faire face à son suivi,
- l'incompatibilité à la vie en collectivité,
- le défaut de paiement.

VOS QUESTIONS/NOS RÉPONSES

• *Ma mère, locataire de son appartement, doit partir la semaine prochaine dans une institution. Comment résilier son bail ?*

Par lettre recommandée avec accusé de réception. Le délai de préavis, habituellement de trois mois pour tous les locataires, est réduit à un mois « lorsque l'état de santé du locataire âgé de plus de 60 ans justifie un changement de domicile » (article15-1 de la loi du 6 juillet 1989). Expliquez dans votre lettre la situation de votre mère, joignez une pièce justificative et faites référence à l'article ci-dessus.

• *Mon mari et moi sommes agréés en tant que famille d'accueil pour personnes âgées. Pouvons-nous recevoir mon oncle en tant que résident ?*

Non, il n'est pas possible pour une famille d'accueil de recevoir comme hôte payant un parent jusqu'au 4e degré.

• *En rendant visite à ma mère dans sa maison de retraite, j'ai constaté de graves manquements aux règles d'hygiène élémentaires :*

les sanitaires étaient sales, et les draps douteux. Je l'ai signalé à la surveillante, mais ai-je d'autres recours ?

Si vous ne constatez pas d'amélioration à votre prochaine visite, demandez un rendez-vous avec le directeur de l'établissement. Et en cas de récidive, avertissez la Direction Départementale des Affaires Sanitaires et Sociales.

• *Ma mère a été hospitalisée deux semaines, et sa maison de retraite refuse de la reprendre. Quels sont ses recours ?*

Vous pouvez engager des poursuites auprès du tribunal d'instance de la commune de l'établissement.

• *La directrice de la maison de retraite de ma mère vient de nous apprendre qu'elle ne pourrait pas la garder, car elle est devenue trop dépendante. Que pouvons-nous faire ?*

Sur le plan légal, vous ne pouvez pas vous opposer à cette décision. Adressez-vous à la Direction aux Affaires Sociales (DAS) au Conseil général de votre département pour connaître les possibilités de placement dans un établissement plus adapté à l'état de santé de votre mère.

6

Les aides sociales et fiscales

Dans ce chapitre :

La réduction d'impôt pour frais d'hébergement dans un établissement

La modération ou la remise de l'impôt sur le revenu

La réduction d'impôt pour l'emploi d'un salarié à domicile

L'exonération de la redevance télévision

L'exonération de la taxe d'habitation

L'exonération de la taxe foncière

Le dégrèvement de la taxe foncière

LA PRISE EN CHARGE DE LA SANTÉ

La couverture sociale

Les maladies prises en charge à 100%

La vaccination anti-grippe

La prise en charge des soins à domicile

LE LOGEMENT

L'aide personnalisée au logement (APL)

L'allocation de logement sociale (ALS)

La prime à l'amélioration de l'habitat

La subvention de l'ANAH

Les aides des caisses de retraite

L'nstallation gratuite du téléphone

LES AIDES POUR L'EMPLOI D'UNE PERSONNE À DOMICILE

L'aide ménagère au titre de l'aide sociale

L'exonération totale des charges patronales d'une aide à domicile

L'aide pour la garde à domicile

LES TRANSPORTS

Les réductions sur les titres de transport pour les personnes titulaires d'une carte d'invalidité

Modèles de lettres

Modèle de lettre pour demander une remise de l'impôt sur le revenu

Modèle de lettre pour demander une remise gracieuse de la taxe d'habitation

La dépendance coûte cher, nous l'avons constaté.

Nous vous proposons dans ce chapitre un état des aides, allocations, subventions, exonérations d'impôt dont votre parent âgé et dépendant peut éventuellement bénéficier.

Elles lui permettront peut-être de réaliser des économies substantielles particulièrement appréciables s'il doit consacrer une grande partie de son budget à des services ou des équipements palliatifs à son état de santé.

LES ALLOCATIONS

La prestation spécifique dépendance (PSD)

Cette prestation qui concernait les personnes âgées physiquement dépendantes est remplacée depuis le 1er janvier 2002 par l'allocation personnalisée d'autonomie. Néanmoins, il nous a paru utile de rappeler ici le principe de cette prestation, car au moment où nous rédigeons ce livre, les modalités de passage d'un système à un autre ne sont pas encore précisées. En tout état de cause, c'est le Centre communal d'action sociale de la mairie de votre parent qui pourra, en temps voulu, vous apporter les informations complémentaires.

• **Conditions à remplir :**

- résider en France,

- être français ou étranger en situation régulière et avoir séjourné en France pendant au moins 15 ans avant l'âge de 70 ans,

- avoir au moins 60 ans,

- justifier d'un handicap physique qui nécessite une aide pour l'accomplissement des actes essentiels de la vie ou nécessiter une surveillance régulière,

- disposer de ressources mensuelles inférieures à 973,64 € (6 386 F) pour une personne seule, ou 1 622,73 € (soit 10 644 F) pour un couple (au 1er janvier 2001).

• Montant

Il varie selon plusieurs facteurs :
- le degré de dépendance,
- le niveau de ressources,
- le lieu de résidence.

Le montant maximum de la prestation s'élève à 896,59 € (5 881,24 F) par mois.

La prestation est destinée à payer les frais d'hébergement lorsque la personne âgée dépendante est prise en charge, ou à l'aide qui s'occupe d'elle si elle est à domicile. C'est donc à l'établissement d'accueil ou à l'employé que la prestation est versée. Cependant, une partie de la somme (dans la limite de 10 % du montant) peut être consacrée à l'achat de services, comme le portage des repas, ou de biens, comme du matériel d'équipement du logement, par exemple.

• Où vous adresser ?

Demandez au Conseil général de votre département un formulaire, que vous remplirez et retournerez à l'attention du président avec les pièces justificatives : certificat médical attestant l'état de santé du bénéficiaire, copie d'une pièce d'identité, copie du dernier avis d'imposition (ou de non-imposition)...

À NOTER : la prestation spécifique dépendance n'est pas cumulable avec :

- l'allocation compensatrice pour tierce personne (rendez-vous page 165)

- la majoration de la retraite pour tierce personne (rendez-vous page167)

- l'aide ménagère (rendez-vous page 191)

et elle est récupérable sur la succession du bénéficiaire (rendez-vous page193).

L'Allocation Personnalisée d'Autonomie (APA)

Cette allocation, qui prend le relais, depuis le 1er janvier 2002, de la Prestation Spécifique Dépendance, offre une aide en nature aux personnes âgées dépendantes, sans conditions de ressources.

Cette aide doit être allouée à la fourniture de biens ou de services destinés à compenser leur handicap, selon un « plan d'aide » déterminé par les services sociaux.

En clair, la personne âgée dépendante doit dépenser le montant de cette allocation pour les biens et les services qui lui sont proposés, et non pour un usage personnel comme l'achat d'un poste de télévision ou des dons à ses petits-enfants.

L'attribution de cette allocation n'est pas liée au montant des ressources de la personne âgée dépendante, mais à son degré de perte d'autonomie.

Cependant, au-delà d'un certain seuil de revenus, la personne âgée participe au financement du plan d'aide qui lui est proposé, dans la mesure de ses possibilités financières : c'est ce que l'on appelle le ticket modérateur.

• Conditions d'attribution

- être âgé de 60 ans au minimum,
- résider en France,
- présenter un niveau plus ou moins élevé de dépendance qui rende difficile ou impossible d'assumer seul les actes essentiels de la vie quotidienne, pour des raisons de santé physique ou mentale nécessitant un soutien de la collectivité.

• Étude du dossier

Le dossier de la personne âgée dépendante est étudié par une commission médico-sociale composée de médecins et de travailleurs sociaux qui évaluent le degré de perte d'autonomie, élaborent un « plan d'aide » ou plus simplement un texte de recommandations à suivre, adapté aux besoins : aides à domicile, appareillage ou matériel spécialisé, protections pour incontinence, travaux d'équipement du logement, accueil de jour, institution…

Les services sociaux doivent donner leur réponse dans les deux mois qui suivent la date du dépôt du dossier.

• Montant de l'allocation

Il est déterminé en fonction de plusieurs facteurs : le degré de dépendance, les conditions d'hébergement et les revenus de la personne âgée dépendante. La perte d'autonomie est évaluée selon la grille d'évaluation AGGIR (rendez-vous page 18).

L'allocation est versée mensuellement, et elle est due à partir du jour du dépôt de la demande, même si l'acceptation du dossier a eu lieu deux mois après.

L'APA pour les personnes à domicile

Elle concerne les personnes âgées dépendantes vivant :
- chez elles, ou
- chez un membre de leur famille, ou
- chez un particulier, ou
- dans un logement-foyer.

Une personne qui a des revenus mensuels inférieurs à 915 € (6 000 F) perçoit le maximum de l'allocation. Ensuite, en fonction de ses revenus, un barème dégressif est appliqué. Pour des revenus égaux ou supérieurs à 3 353,88 € (22 000 F) mensuels, la personne âgée dépendante perçoit 20% du montant maximum.

Le montant maximal pour une personne âgée dépendante à domicile est de :

- Forte dépendance (GIR I) : 1 090,41 € (7 152,65 F) par mois
- Moyenne dépendance (GIR II) : 934,64 € (6 130,84 F) par mois
- Dépendance intermédiaire (GIR III) : 700,98 € (4 598,13 F) par mois
- Faible dépendance (GIR IV): 467,32 € (3 065,42 F) par mois

Ces chiffres seront réactualisés chaque année, comme la majorité des barèmes administratifs.

Le plan d'aide établi par les services médico-sociaux permet en particulier de financer :

- les services du personnel qui permet à la personne âgée dépendante de rester chez elle le plus longtemps possible,

- l'achat de matériel qui facilite les actes de la vie quotidienne (rendez-vous page 61),

- des travaux d'aménagement du logement pour l'adapter au handicap.

Si l'APA est destinée à financer l'emploi de personnel, l'allocation peut, avec l'accord du bénéficiaire, être versée directement à l'association d'aide à domicile.

L'APA pour les personnes hébergées en maison de retraite

Le prix de pension en maison de retraite se décompose en trois parties : l'hébergement, les soins et la dépendance.

L'APA contribue au financement d'une partie de la quote-part « dépendance », l'autre partie étant à la charge de la personne accueillie, en fonction de ses ressources.

Pour une personne hébergée en établissement, le montant de l'allocation varie de 167,69 € (1 100 F) pour un niveau de dépendance faible ou intermédiaire (GIR III et IV), à 335,39 € (2 200 F) par mois pour un niveau de dépendance moyen ou élevé (GIR II et I).

• Les recours en cas de litige

Le versement de l'allocation peut être suspendu si le bénéficiaire ne remplit pas ses engagements : non-respect du plan d'aide qui lui a été recommandé, non-paiement du ticket modérateur…

Mais d'autres causes de conflit peuvent se présenter, comme l'appréciation du niveau de handicap, par exemple, qui détermine le montant de l'allocation.

En cas de désaccord, votre parent ou son représentant légal peuvent en avertir une commission dirigée par le président du Conseil général. Si vous n'obtenez pas satisfaction, tentez un recours au tribunal de grande instance du lieu de résidence de votre parent.

• **Où vous adresser ?**

Retirez un dossier au Centre communal d'action sociale de la mairie de votre parent, renvoyez-le dûment rempli avec les pièces justificatives.

VOS QUESTIONS/NOS RÉPONSES

• *Le plan d'aide de l'APA qui a été proposé à mon père indique qu'il doit faire appel à une aide à domicile. Est-il possible d'embaucher ma belle-sœur qui est sans travail actuellement ?*

Oui, une personne âgée dépendante peut avoir recours aux services d'un membre de sa famille, sauf son conjoint, son concubin ou son partenaire lié par un pacte civil de solidarité.

• *Ma mère reçoit l'APA. Peut-elle aussi bénéficier de l'aide sociale ?*

Oui, ces deux aides sont cumulables, mais le montant de l'aide sociale qui lui sera allouée sera calculé en fonction de l'APA qu'elle reçoit.

• *Ma mère perçoit déjà la PSD depuis sa création en 1997; peut-elle demander l'APA maintenant ?*

Oui, elle recevra la PSD jusqu'à ce que le Conseil général notifie sa décision sur l'APA. Dans tous les cas, ses droits ne seront ni réduits ni supprimés. Si elle ne fait pas la démarche d'elle-même, son cas sera examiné au plus tard le 1er janvier 2004.

À NOTER : les services médico-sociaux chargés de l'attribution de l'APA peuvent interroger les services fiscaux et les organismes de Sécurité sociale et de retraite complémentaire pour connaître les revenus et le patrimoine de la personne âgée dépendante et fixer ainsi le ticket modérateur.

L'allocation aux adultes handicapés

Cette allocation a pour vocation d'apporter une aide financière aux personnes handicapées de revenus modestes. Elle leur est octroyée jusqu'à l'âge de 60 ans. Au-delà, le versement de l'allocation est suspendu, et remplacé par une pension ou un avantage vieillesse.

• **Les conditions d'attribution**

La personne handicapée doit remplir toutes ces conditions :

- être de nationalité française, ou, si elle est de nationalité étrangère, être en mesure de fournir la preuve de la régularité du séjour,
- être âgée de plus de 20 ans,
- être atteinte d'une incapacité permanente d'au moins 80 %, ou ne pas être reconnue apte à exercer une activité professionnelle, du fait de l'étendue du handicap,
- ne pas bénéficier d'une pension d'invalidité, de vieillesse ou d'une rente d'accident du travail d'un montant égal à celui de l'allocation,
- avoir des ressources inférieures à 6 999,68 € (43 947 F) pour une personne seule, ou 13 399,35 € (87 894 F) pour un couple sur la période s'étendant du 1er juillet 2001 au 30 juin 2002.

À NOTER: si la personne handicapée perçoit un avantage vieillesse ou d'invalidité complété par l'allocation supplémentaire du FNS dont le montant est inférieur à 557,12 € (3 654,50 F) par mois, elle peut percevoir une quote-part de l'allocation.

• **Le montant de l'allocation**

Il est de 569,38 € (3 734,89 F) par mois (au 1er janvier 2002). Cette allocation est payée chaque mois à terme échu.

Son montant peut être réduit en cas d'hospitalisation : 94,67 € (621 F) par mois si le titulaire doit verser le forfait journalier, et 66,77 € (438 F) par mois si la personne est dans une maison d'accueil spécialisée pour une durée de plus de 45 jours.

• **Où vous adresser ?**
- au secrétariat de la COTOREP du département,
- à la caisse d'allocations familiales,
- à la caisse de mutualité sociale agricole,
- à la caisse régionale d'assurance maladie,
de la personne handicapée.

À NOTER : cette allocation est exonérée de CRDS. Elle est attribuée pour une durée variable, de un à cinq ans. Les titulaires de l'allocation sont affiliés gratuitement à l'assurance maladie.

VOS QUESTIONS/NOS RÉPONSES

• *Mon père est âgé de 59 ans et il est handicapé depuis six mois à la suite d'un accident. Les médecins ont constaté que ce handicap l'empêche de travailler. À quelle allocation peut-il prétendre ?*

• S'il remplit les conditions de nationalité et de plafond de ressources, il peut bénéficier de l'allocation aux adultes handicapés jusqu'à son soixantième anniversaire. Au-delà, il percevra une pension ou un avantage vieillesse ; il devra en faire la demande à sa caisse régionale d'assurance maladie ou à la caisse professionnelle d'assurance vieillesse.

• *La COTOREP a refusé d'accorder à mon père l'allocation aux adultes handicapés. Existe-t-il un recours ?*

• Si le motif du refus est d'ordre médical, vous pouvez recourir à la juridiction du contentieux technique de l'incapacité. Et si le refus est d'ordre administratif, c'est la juridiction du contentieux général de la Sécurité sociale qui peut intervenir.

Le complément de l'allocation aux adultes handicapés : aide à l'autonomie

Cette allocation a été créée pour permettre aux personnes handicapées de faire face aux dépenses nécessaires à leur maintien à domicile.

• Conditions à remplir :

- percevoir l'allocation aux adultes handicapés, soit à taux plein, soit à taux réduit (ci-dessus),

- bénéficier d'une aide personnelle au logement soit à titre personnel, soit du fait de son conjoint ou de son concubin (rendez-vous page 185),

- vivre chez soi, seul ou en couple.

• Montant de l'allocation

Il est de 16 % du montant mensuel de l'allocation aux adultes handicapés, soit 91,10 € (597,58 F) (au 1er janvier 2002) et versé avec l'allocation aux adultes handicapés. Il est exonéré d'impôt sur le revenu et de CRDS.

• Où vous adresser ?

À la caisse d'allocations familiales qui verse l'allocation aux adultes handicapés.

L'allocation compensatrice pour tierce personne (ACTP)

• Conditions à remplir :

- être de nationalité française,

- être âgé de moins de 60 ans,

- avoir un taux d'incapacité permanente de 80 % au minimum,

- justifier de la nécessité de faire appel à une tierce personne pour les actes élémentaires de la vie quotidienne, que ce soit à domicile ou en établissement,

- résider en France métropolitaine,

- ne pas bénéficier d'une majoration pour tierce personne allouée par la Sécurité sociale,

- avoir des ressources inférieures à 6 999,68 € (43 947 F) pour une personne seule, ou 13 399,35 € (87 894 F) pour un couple sur la période s'étendant du 1er juillet 2001 au 30 juin 2002.

• Montant de l'allocation

Il est établi en fonction des besoins de la personne handicapée. Si son état de santé nécessite la présence d'une tierce personne pour l'ensemble des activités de la vie quotidienne, l'allocation mensuelle est, au 1er janvier 2002, de 733,09 € (4 808,76 F). Si la tierce personne n'est indispensable que pour certaines tâches seulement, l'allocation mensuelle est réduite à 366,52 € (2 404,21 F).

• Où vous adresser ?

Demandez un dossier de demande d'allocation compensatrice pour tierce personne :

- au Centre communal d'action sociale de la mairie du lieu de résidence de la personne handicapée, ou
- au secrétariat de la COTOREP de son département.

Vous devrez le compléter et le renvoyer accompagné de pièces justificatives.

Lorsque le bénéficiaire atteint 60 ans, il peut demander l'allocation personnalisée d'autonomie.

À NOTER : cette allocation est cumulable avec l'allocation aux adultes handicapés, et avec un avantage vieillesse ou invalidité.

LE REVENU NET CATÉGORIEL

Vous entendrez probablement souvent ce terme un peu barbare. Il s'agit du revenu pris en compte pour l'attribution de certaines allocations. Il est établi par la caisse d'allocations familiales qui retient les revenus imposables perçus en France + les indemnités journalières maladie + éventuellement les revenus perçus hors de France - les déductions fiscales de 10 % et 20 % sur le salaire et les pensions.

> **LE CENTRE COMMUNAL D'ACTION SOCIALE**
>
> Vous aurez souvent affaire, dans vos démarches, au Centre communal d'action sociale (CCAS). Situé dans la mairie de votre commune, bien qu'il soit un service administratif distinct, il remplace le Bureau d'aide sociale.
>
> Il est administré par un conseil d'administration dont le maire de la commune est président.
>
> Son rôle, entre autres, est de constituer des dossiers pour les administrés, en matière de services d'aides aux personnes âgées, aux handicapés, et de les transmettre aux services compétents du département.

LES REVENUS

Certains revenus de votre parent peuvent être majorés.

La majoration du montant de la retraite

La pension de retraite du régime général fait l'objet de majorations pour les personnes qui ont élevé 3 enfants, et pour celles dont le conjoint ne perçoit pas de retraite et dispose de revenus personnels inférieurs à 6 997,74 € (45 902,17 F) par an au 1er janvier 2002.

Une majoration peut aussi être accordée aux personnes de plus de 65 ans invalides qui ont recours à une tierce personne pour mener à bien les actes essentiels de la vie quotidienne.

• **Conditions à remplir**

- l'invalidité doit avoir été reconnue avant l'âge de 65 ans,
- la personne doit être titulaire d'une pension pour inaptitude au travail.

• **Montant de la majoration**

Elle est égale à 10 995,78 € (soit 72 127,59 F) par an au 1er janvier 2002. Elle est revalorisée chaque année.

• Où vous adresser ?

À la caisse de retraite de votre parent.

Le minimum vieillesse

C'est un revenu minimal garanti aux personnes âgées qui n'ont pas, ou peu, cotisé à une assurance retraite, et qui ont de très faibles ressources.

Il se décompose en deux parties :

- une allocation de base, qui peut être une retraite personnelle, une pension de réversion…

- une allocation supplémentaire, (ex. FNS Fonds National de Solidarité).

L'addition de ces deux allocations permet au bénéficiaire de percevoir des revenus d'un montant minimum réévalué chaque année. Il est au 1er janvier 2002 de 6 997,74 € (45 902,23 F) pour une personne seule ou de 12 257,01 € (80 400,72 F) pour un couple.

• Conditions à remplir

- être de nationalité française ou étranger en situation régulière,

- résider en France,

- avoir plus de 65 ans (ou plus de 60 ans en cas d'inaptitude au travail),

- avoir des revenus annuels inférieurs à 6 997,74 € (45 902,23 F) pour une personne seule ou à 12 257,01 € (80 400,72 F) pour un couple, au 1er janvier 2002.

• Où vous adresser ?

Au Centre communal d'action sociale de la mairie de la personne concernée.

À NOTER : l'allocation supplémentaire est récupérable par l'organisme qui le verse sur la succession du bénéficiaire si l'actif successoral est supérieur à 38 112,25 € (249 999,97 F)

Vos questions/nos réponses

• *Je verse une pension à ma mère de 85 ans qui n'a, pour vivre, que la très petite pension de réversion de mon père décédé. Peut-elle tout de même prétendre au minimum vieillesse ?*

C'est possible, si sa pension de réversion est inférieure au seuil fixé annuellement (voir ci-dessus), car les aides financières apportées par la famille de la personne âgée ne sont pas prises en compte pour le calcul des ressources, tout comme les prestations familiales, la retraite du combattant, les pensions de médaille militaire ou de légion d'honneur.

• *Le minimum vieillesse peut-il être récupéré sur la succession de mon père à son décès ?*

Oui, l'organisme qui a versé le minimum vieillesse à votre père peut réclamer un remboursement de ces sommes à ses héritiers, mais à condition que l'actif successoral soit supérieur à 38 112,25 € (249 999,97 F).

Les cartes

La carte d'invalidité

Elle permet aux personnes handicapées de bénéficier de certaines priorités. Cette carte comporte des mentions différentes selon le handicap (station debout pénible, canne blanche, cécité/étoile verte, tierce personne…).

• Conditions à remplir

Avoir un handicap permanent ou temporaire entraînant une incapacité d'au moins 80 %.

• Avantages

Pour tous les titulaires :

- une demi-part supplémentaire pour le calcul de l'impôt (rendez-vous page 172),

- un abattement spécial pour les personnes handicapées ayant des revenus modestes (rendez-vous page 174).

Pour les titulaires d'une carte « station debout pénible » ou « canne blanche » :

- des places réservées dans les transports en commun.

Pour les titulaires d'une carte « cécité/étoile verte », « tierce personne » :

- des réductions sur les transports en commun RATP et SNCF en Île-de-France et la gratuité pour l'accompagnateur.

Sous conditions de ressources :

- l'exonération de la redevance télévision,
- l'exonération de la taxe d'habitation,
- l'allocation aux adultes handicapés.

• Où vous adresser ?

Au Centre communal d'action sociale de la commune de votre parent.

À NOTER : les personnes handicapées peuvent bénéficier de cette carte sans condition de nationalité.

La carte émeraude

Elle est délivrée par la mairie de Paris.

• Conditions à remplir

- être domicilié à Paris depuis 3 ans au moins,
- avoir plus de 65 ans, ou entre 60 et 65 ans et être reconnu inapte au travail, ou sans conditions d'âge si titulaire de l'allocation aux adultes handicapés,
- être veuve de guerre (sans conditions de ressources).

• Avantages

- transports gratuits à Paris *intra muros*,
- installation gratuite du téléphone,
- prise en charge de travaux d'amélioration de l'habitat par les centres PACT (rendez-vous page 278),
- entrée gratuite dans les musées, les jardins, les piscines et bains-douches de la Ville.

• Où vous adresser ?

Au Centre communal d'action sociale de l'arrondissement, muni d'un justificatif de domicile de la personne, de la feuille d'impôt, d'une photographie d'identité, d'une pièce d'identité.

La carte améthyste

Cette carte est délivrée par les communes des départements d'Île-de-France pour les personnes remplissant les mêmes critères que ci-dessus.

Elle est payante et renouvelable chaque année (environ 150 €, soit 983,94 F).

• Où vous adresser ?

Au Centre communal d'action sociale de la commune de votre parent.

La carte senior

Elle offre des réductions sur les transports SNCF. Valable 1 an, elle est payante (45,12 € soit 296 F).

• Conditions à remplir

Avoir plus de 60 ans.

• Avantages

Réductions de 25 à 50 % selon les trains, les périodes et les destinations.

• Où vous adresser ?

À la gare de la commune de votre parent.

LES AVANTAGES FISCAUX

L'État accorde des réductions et des exonérations d'impôt aux personnes âgées, sous certaines conditions.

La majoration du quotient familial

Les personnes âgées ou invalides ont droit à une majoration du nombre de leurs parts, variable en fonction de leur situation :

- Célibataire titulaire de la carte d'invalidité, ou titulaire d'une pension d'invalidité pour accident du travail, de 40%, ou percevant une pension militaire pour invalidité d'au moins 40 % : une part et demie.

- Célibataire de plus de 75 ans titulaire de la carte du combattant, ou percevant une pension militaire d'invalidité : une part et demie.

- Couple marié sans personne à charge, dont l'un des conjoints est titulaire de la carte d'invalidité (p. 169) ou d'une pension militaire pour invalidité de 40 %, ou d'une pension d'invalidité pour accident du travail de 40 % au moins : deux parts et demie.

- Couple marié sans personne à charge, dont les deux conjoints sont titulaires de la carte d'invalidité ou d'une pension militaire pour invalidité de 40 %, ou d'une pension d'invalidité pour accident du travail de 40 % au moins : trois parts,

- Couple marié dont l'un des époux, âgé de plus de 75 ans, est titulaire de la carte du combattant ou d'une pension militaire d'invalidité : deux parts et demie.

• La procédure à suivre

Remplissez les cadres correspondants à la situation de votre parent dans son formulaire de déclaration de revenus.

À NOTER : il n'est pas possible de cumuler plusieurs majorations spécifiques. Ainsi, Raymond, veuf, ayant un enfant majeur imposé séparément, a droit à une part et demie. S'il devient titulaire de la carte d'invalidité, il ne peut prétendre à bénéficier d'une demi-part supplémentaire.

Les exonérations d'impôt sur certains revenus et prestations

Certains revenus et certaines prestations à caractère social versées aux personnes âgées et/ou handicapées ne sont pas assujetties à l'impôt sur le revenu.

Il s'agit de :

- la prestation spécifique dépendance,
- l'allocation personnalisée d'autonomie,
- la majoration de pension de retraite accordée aux personnes ayant élevé au moins 3 enfants,
- la majoration de pension de retraite accordée pour tierce personne,
- l'allocation logement,
- l'aide personnalisée au logement,
- l'allocation aux adultes handicapés,
- les pensions de retraite des régimes de Sécurité sociale lorsque leur montant ne dépasse pas celui de l'allocation aux vieux travailleurs salariés (AVTS) soit 2 807,64 € (18 416,91 F) et lorsque les revenus de l'intéressé ne dépassent pas 6 699,68 € (43 947 F) pour une personne seule et 11 735,07 € (76 977 F) pour un couple marié,
- l'allocation supplémentaire (anciennement Fonds national de solidarité),
- le complément d'allocation aux adultes handicapés,
- l'allocation aux vieux travailleurs salariés (AVTS),
- l'allocation de vieillesse des non-salariés des professions industrielles et commerciales (AVTNS),
- les pensions militaires d'invalidité et des victimes de guerre,
- les allocations versées aux infirmes civils,
- la retraite du combattant.

• Où vous adresser ?

Ces pensions, revenus ou prestations n'ont pas à être portés dans la déclaration des revenus de leur bénéficiaire.

À NOTER : les rentes viagères constituant des dommages et intérêts versés à la suite d''une décision de justice ou d'une transaction entre une compagnie d'assurances et la victime d'un accident corporel sont exonérées d'impôt si elles viennent en réparation d'un préjudice corporel ayant entraîné une incapacité permanente totale obligeant la victime à avoir recours à une tierce personne pour effectuer les actes ordinaires de la vie.

L'abattement des personnes âgées ou invalides de condition modeste

Un abattement est prévu pour les personnes âgées ou invalides qui ont peu de ressources.

• Les conditions à remplir :

- être âgé de plus de 65 ans à la fin de l'année d'imposition

ou

- être titulaire d'une carte d'invalidité

et

- avoir des revenus inférieurs à 15 565,04 € (102 100 F), que l'on soit célibataire, marié ou veuf.

À NOTER : le montant pris en compte pour cet abattement est le revenu net global, c'est-à-dire le revenu (pension, rente viagère…) après abattements de 10 % et 20 %.

• Le montant de l'abattement

Il est calculé en fonction du niveau de revenus de l'intéressé. Ainsi :

- pour un revenu net global inférieur à 9 634,78 € (63 200 F), l'abattement est de 1 564,13 € (10 260 F),
- pour un revenu net global compris entre 9 634,78 € et 15 565,04 € (63 200 F et 102 100 F), il est de 782,06 € (5 130 F). *

---

* Chiffres pour les revenus de l'année 2000. À l' heure où nous mettons sous presse, les chiffres applicables aux revenus de l'année 2001 n'ont pas encore été publiés par l'Administration.

• Où vous adresser ?

L'abattement est déduit automatiquement, il n'y a donc pas, en principe, de démarches particulières à entreprendre pour en bénéficier.

À NOTER : si, dans un couple, les deux conjoints remplissent les conditions d'âge ou d'invalidité et de seuil de ressources, ils ont droit à un double abattement :

- 3 128,26 € (20 520 F) pour des revenus inférieurs à 9 634,78 € (63 200 F),
- 1 564,13 € (10 260 F) pour des revenus compris entre 9 634,78 € (63 200 F) et 15 565,04 € (102 100 F).*

La réduction d'impôt pour frais d'hébergement dans un établissement

Elle est accordée aux personnes hébergées dans un établissement de long séjour ou une section de cure médicale, ou encore un établissement d'hébergement pour personnes âgées dépendantes (EHPAD), quels que soient leur âge et leur situation de famille.

• Le montant de la réduction

La réduction porte sur les frais d'hébergement de la personne dépendante, qui comprennent le logement, la nourriture et l'entretien. Elle s'élève à 25 % des sommes versées, dans la limite de 2 286,74 € (15 000 F) par personne. Cela signifie que la réduction ne peut excéder 571,68 € (3 750 F) par personne.

Ainsi, pour des frais d'hébergement annuels de 1 829,39 € (12 000 F), la réduction sera de 25 % x 1 829,39 € (12 000 F) = 457,35 € (3 000 F). Mais pour des frais annuels de 3 048,98 € (20 000 F), la réduction ne sera pas de 25 % x 3 048,98 € (20 000 F) = 762,25 € (5 000 F), mais de 571,68 € (3 750 F)*.

---

* Voir note p. 174.

• Les démarches

Le déclarant doit indiquer le montant total des sommes payées ainsi que le nom et l'adresse de l'établissement d'accueil sur les lignes prévues à cet effet dans le formulaire de déclaration.

À NOTER : cette réduction d'impôt ne s'applique pas aux frais de séjour en maison de retraite.

VOS QUESTIONS/NOS RÉPONSES

• *Mes deux parents sont hébergés dans un établissement de long séjour. Peuvent-ils bénéficier d'une double réduction d'impôt ?*

Oui, les dépenses prises en compte sont celles engagées pour les deux membres du couple.

• *Mon père est placé dans une section de cure médicale, mais ma mère vit encore chez elle, avec l'aide d'une personne à domicile. Peut-on cumuler les deux réductions ?*

Oui, le foyer fiscal de vos parents bénéficie des deux réductions.

La modération ou la remise de l'impôt sur le revenu

Si votre parent doit consacrer la majeure partie de ses modestes revenus au paiement de ses frais de séjour en institution, il est peut-être dans l'impossibilité de régler le montant de son impôt sur le revenu ; sachez qu'il peut demander soit une modération, c'est-à-dire une diminution importante de son impôt, soit une remise, c'est-à-dire l'annulation pure et simple de l'impôt.

• Où vous adresser ?

Ces mesures de faveur sont à demander par lettre recommandée avec accusé de réception au chef du centre des impôts de la personne placée, avec justificatifs à l'appui (modèle de lettre en fin de chapitre).

La réduction d'impôt pour l'emploi d'un salarié à domicile

Il est possible de bénéficier d'une réduction d'impôt pour la rémunération de personnel à domicile, qu'il s'agisse d'une ou de plusieurs personnes exerçant des fonctions d'employé(e) de maison, de garde-malade (à l'exclusion des soins médicaux), d'assistant(e) de vie...

• **Les conditions à remplir :**

- être personnellement l'employeur, même s'il est représenté par une entreprise de services, une association, un organisme d'aide à domicile,
- faire travailler le salarié dans sa résidence, qu'elle soit principale ou secondaire.

• **Le montant de la réduction**

Elle est égale à 50 % des sommes versées (salaires + charges sociales - aides ou allocations versées) dans la limite de 6 900 € (45 261,03 F) par an. Un exemple : pour une dépense annuelle de 2 200 € (14 430 F), la réduction est de 2 200 € x 50 % = 1 100 € (7 215 F). Mais pour une dépense annuelle de 7 317,55 € (48 000 F), la réduction sera de 6 900 € (45 261,03 F) x 50 % = 3 450 € (22 630,52 F).

Ce plafond est porté à 13 800 € (90 522,07 F) pour les personnes titulaires de la carte d'invalidité.

Si votre parent emploie plusieurs personnes, comme par exemple une employée de maison et une garde-malade, la réduction porte sur les salaires cumulés de ces deux personnes.

À NOTER : si votre parent bénéficie d'une prise en charge financière de son aide ménagère par un organisme privé ou public, cette réduction peut s'appliquer sur sa quote-part personnelle de rémunération.

• **La procédure à suivre**

Indiquez sur le formulaire de déclaration de revenus (ou celle de votre parent si c'est vous qui remplissez sa déclaration) les nom et adresses du ou des salariés, le montant des salaires versés pour chacun d'eux, et éventuellement le montant des aides perçues. Joignez les attestations de l'URSSAF. Si le salarié est rémunéré par chèque-emploi-service, joignez l'attestation annuelle qui vous a été remise par le Centre.

Si c'est un organisme qui vous fournit la prestation, joignez l'attestation qu'il vous a envoyée.

VOS QUESTIONS/NOS RÉPONSES

• *Ma mère vient d'entrer dans une résidence-service. Peut-elle bénéficier d'une réduction d'impôt pour son employée de maison ?*

Oui, cette mesure est applicable aussi pour ce type d'habitation.

• *Je rémunère personnellement la personne qui vient chez ma mère pour faire son ménage, ses courses, préparer ses repas... Ai-je droit à la réduction d'impôt pour l'emploi d'un salarié à domicile ?*

Tout dépend de l'état de santé de votre mère.

Si votre mère a droit à la prestation spécifique dépendance (PSD), vous pouvez déduire de vos impôts les frais engagés pour la personne qui travaille chez elle, mais vous ne pourrez pas déduire une pension alimentaire, car les deux avantages fiscaux ne sont pas compatibles. Vous devez alors, pour bénéficier de la réduction d'impôt, remplir votre déclaration en indiquant le montant des sommes versées pour le salarié de votre mère, et joindre à votre déclaration de revenus une copie de la décision d'attribution de la PSD délivrée par le Conseil général, ainsi que l'attestation établie par l'URSSAF reçue par votre mère que vous compléterez, ainsi qu'une déclaration rédigée sur papier libre indiquant que vous optez pour la réduction d'impôt.

Si votre mère ne remplit pas les conditions d'attribution de la PSD, vous ne pouvez pas bénéficier de cette réduction d'impôt , mais en revanche, vous pouvez déduire de vos revenus une pension alimentaire (rendez-vous page 249), à condition toutefois de pouvoir justifier que votre mère est réellement dans le besoin.

L'exonération de la redevance télévision

La redevance télévision est due chaque année par tout possesseur de téléviseur, à la date indiquée sur l'avis qu'il reçoit. Certaines catégories de personnes en sont exonérées.

• **Conditions à remplir :**

- être âgé de 65 ans ou plus au 1er janvier de l'année d'exigibilité et remplir ces deux conditions :

- vivre seul ou avec son conjoint, ou avec des personnes dont les revenus sont inférieurs à 6 928 € (45 444,70 F) pour la première part du quotient familial, majorés de 1 851 € (12 141,76 F) pour chaque demi-part supplémentaire,

- bénéficier de l'allocation supplémentaire du FNS,

OU

- être âgé de 70 ans et plus au 1er janvier de l'année d'exigibilité et remplir simultanément ces trois conditions :

- ne pas être imposé à l'impôt sur le revenu sur l'avant-dernière année précédant l'année d'exigibilité,

- ne pas être imposé à l'impôt sur la fortune,

- vivre seul ou avec des personnes non imposables.

OU

- être invalide, mutilé civil et militaire et remplir ces trois conditions :

- pouvoir justifier son invalidité (titulaire d'une carte d'invalidité à 80 %, bénéficiaire de l'allocation aux adultes handicapés...),

- avoir des revenus qui ne dépassent pas 6 928 € (45 444,70 F) pour la première part du quotient familial, majorés de 1 851 € (12 141,76 F) pour chaque demi-part supplémentaire,

- vivre seul, ou avec son conjoint, ou avec une ou des personnes ayant des revenus inférieurs aux montant indiqués ci-dessus.

• Où vous adresser ?

Renvoyez l'avis d'échéance de la redevance complété au verso avec une photocopie des documents justificatifs de la situation de votre parent.

L'exonération de la taxe d'habitation

La taxe d'habitation est due par l'occupant d'un logement au 1er janvier de l'année, qu'il soit propriétaire, locataire ou occupant à titre gratuit. Une exonération de la taxe est prévue pour certaines catégories de personnes, dont les personnes âgées et dépendantes de condition modeste.

À NOTER : l'exonération de la taxe d'habitation ne concerne que la résidence principale.

• Elle concerne votre parent s'il cumule ces trois conditions :

- il a 60 ans révolus ou, quel que soit son âge, il est veuf, titulaire de l'allocation aux adultes handicapés, ou atteint d'une invalidité ou d'une infirmité l'empêchant de subvenir à ses besoins,
- il a des revenus qui ne dépassent pas 6 923 € (45 444,70 F) pour la première part du quotient familial, majorés de 1 851 € (12 141,76 F) pour chaque demi-part supplémentaire,
- il vit seul ou avec son conjoint, ou avec des personnes à charge, ou avec des personnes dont les revenus sont inférieurs aux seuils indiqués ci-dessus.

• Où vous adresser ?

Au centre des impôts de votre parent.

L'exonération de la taxe foncière

Cet impôt, que nous appelons familièrement « le foncier », est dû par les propriétaires de bâtiments (appartements, garages...), de terrains bâtis (maison...) ou non bâtis. Certaines personnes peuvent bénéficier d'une exonération sur la taxe foncière due pour leur habitation principale.

• Elle concerne les personnes qui sont :
- titulaires de l'allocation supplémentaire,
OU
- âgées de plus de 75 ans,
OU
- titulaires de l'allocation aux adultes handicapés
ET qui remplissent ces deux conditions :
- leur revenu est inférieur à 6 928 € (45 444,700 F) pour la première part du quotient familial, majorés de 1 851 € (12 141,76 F) pour chaque demi-part supplémentaire,
- elles vivent seules ou avec leur conjoint, ou avec des personnes à charge, ou avec des personnes titulaires de l'allocation supplémentaire, ou ayant des revenus inférieurs aux seuils indiqués ci-dessus.

À NOTER : la taxe d'enlèvement des ordures ménagères, comptabilisée sur l'avis d'imposition à la taxe foncière, ne fait pas l'objet d'exonérations ou de dégrèvement.

• **Où vous adresser ?**
Au centre des impôts de votre parent.

Le dégrèvement de la taxe foncière

Un dégrèvement de 100 € est applicable pour leur résidence principale aux propriétaires qui, au 1er janvier de l'année d'imposition, sont âgés de plus de 70 ans et de moins de 75 ans si :
- leur revenu est inférieur à 6 928 € (45 444,70 F) pour la première part du quotient familial, majorés de 1 851 € (12 141,76 F) pour chaque demi-part supplémentaire,
- elles vivent seules ou avec leur conjoint, ou avec des personnes à charge, ou avec des personnes titulaires de l'allocation supplémentaire, ou ayant des revenus inférieurs aux seuils indiqués ci-dessus.

• Où vous adresser ?

Ce dégrèvement est en principe appliqué d'office. Si ce n'est pas le cas, contactez le centre des impôts de votre parent.

VOS QUESTIONS/NOS RÉPONSES

• *Ma mère vit en institution, mais pour ne pas lui faire de peine, nous avons conservé son appartement. Peut-elle avoir une exonération de la taxe d'habitation ?*

Non, si elle ne remplit pas les conditions requises pour bénéficier de l'exonération, elle ne peut pas en bénéficier, mais elle peut demander par écrit une remise gracieuse. Vous pouvez aussi la demander pour elle (Modèle de lettre en fin de chapitre).

• *Mon père m'a fait donation de la nue-propriété de son appartement. Il en a conservé l'usufruit. Peut-il néanmoins bénéficier d'une exonération ou d'un dégrèvement du foncier ?*

• Oui, lorsqu'il y a eu « démembrement de la propriété », c'est-à-dire la donation de la nue-propriété, ce sont les usufruitiers qui doivent acquitter la taxe foncière. Par conséquent, si votre père remplit les conditions requises, il peut bénéficier d'un dégrèvement, ou d'une exonération, selon son cas.

LA PRISE EN CHARGE DE LA SANTÉ

La couverture sociale

Le droit à la Sécurité sociale est accordé aux personnes bénéficiaires d'une retraite ou d'une pension de réversion, mais aussi aux titulaires d'une pension d'invalidité et de vieillesse, ou d'une allocation adultes handicapés.

La carte vitale, délivrée gratuitement par la Caisse d'assurance maladie, permet de simplifier la paperasserie, et (en principe) d'obtenir des remboursements plus rapides. Votre parent, ou la personne qui achète ses médicaments pour lui, doit la présenter au pharmacien qui fait les démarches nécessaires.

Mais le remboursement peut encore être obtenu par les moyens traditionnels, c'est-à-dire l'envoi de l'ordonnance et de la feuille de soins au centre du patient.

À NOTER : la carte doit être mise à jour tous les 3 mois auprès des « bornes de mises à jour » situées dans les centres de Sécurité sociale.

La couverture maladie universelle (CMU) assure aux personnes de faibles revenus le rattachement au régime général d'assurance maladie et l'obtention, sous conditions, de ressources.

Pour obtenir la CMU de base, votre parent doit :

résider en France et ne pas avoir droit aux prestations en nature d'un régime obligatoire d'assurance maladie.

Il peut bénéficier d'une couverture complémentaire gratuite comprenant le ticket modérateur, le forfait journalier hospitalier sans limitation de durée, le remboursement partiel des frais de prothèses dentaires et de lunettes s'il dispose de ressources inférieures à 548,82 € (3 600 F) pour une personne seule, à 823,22 € (5 400 F) pour deux personnes.

• **Où vous adresser :**
au centre de Sécurité sociale dont dépend votre parent.

La vaccination anti-grippe

Toute personne âgée de plus de 70 ans dépendant d'un régime général de Sécurité sociale se voit proposer gratuitement le vaccin contre la grippe. La caisse d'assurance maladie lui envoie au mois de septembre un imprimé de prise en charge qui lui permet de se procurer le vaccin gratuitement en pharmacie.

À NOTER : la visite chez le praticien pour l'inoculation n'est pas gratuite. Elle est remboursée au tarif habituel.

LES MALADIES PRISES EN CHARGE À 100 %

Trente pathologies, qui exigent des soins fréquents, prolongés et coûteux, sont totalement prises en charge par la Sécurité sociale. Parmi elles :
- les accidents vasculaires cérébraux invalidants
- l'artériopathie chronique et évolutive
- l'insuffisance cardiaque grave
- la valvulopathie grave
- les maladies chroniques actives du foie et les cirrhoses
- le déficit immunitaire primitif grave
- le diabète
- les formes graves des affections neuro-musculaires (myopathies)
- l'hémophilie
- l'hypertension artérielle sévère
- l'infarctus du myocarde récent (moins de six mois)
- la maladie de Parkinson
- les néphropathies
- la paraplégie
- la polyarthrite rhumatoïde évolutive grave
- les troubles graves de la personnalité, l'arriération mentale
- les rectocolites hémorragiques et la maladie de Crohn évolutives
- la sclérose en plaque invalidante
- la tuberculose active
- les cancers

Ce taux de 100 % est appliqué pour toutes les affections en rapport avec la maladie, les autres pathologies sont prises en charge par la Sécurité sociale au taux habituel. Ainsi un diabétique insulinodépendant aura son insuline, ses seringues, et même le coton et l'alcool à 90° remboursés à 100 %, mais s'il a une angine, le collutoire prescrit par le médecin sera pris en charge à 70 % par la Sécurité sociale (puis le cas échéant par sa mutuelle).
Dans tous les cas, le forfait hospitalier (10,67 € soit 70 F) reste à la charge du patient, qui pourra éventuellement se faire rembourser par sa mutuelle.

• Où vous adresser ?
Au médecin traitant de votre parent, qui fera la demande au médecin-conseil de la Sécurité sociale.

La prise en charge des soins à domicile

La surveillance médicale, l'assistance pour la toilette, les soins paramédicaux sont pris en charge à 100 % par la Sécurité sociale sur prescription médicale.

• Conditions à remplir :

- avoir un état de santé qui nécessite des soins à domicile mais n'exige pas d'hospitalisation,
- être assuré social.

• Montant de la prise en charge

Les soins sont pris en charge à 100 %, excepté les actes de kinésithérapie, qui doivent être payés à l'acte.

• Où vous informer ?

Au Centre communal d'action sociale à la mairie de votre parent.

Le logement

L'aide personnalisée au logement (APL)

Elle peut aider votre parent à payer le loyer de sa résidence principale.

• Conditions à remplir

- être locataire d'un logement conventionné,
- occuper son logement pendant au moins 8 mois par an,
- avoir un certain plafond de ressources, fixé en fonction des revenus, mais aussi des personnes à charge, du montant du loyer et de la région habitée.

L'APL est aussi versée aux personnes âgées vivant en maison de retraite, en foyer logement, en résidence-service.

• Montant de l'APL

Il est déterminé d'après des critères complexes, en fonction de chaque cas particulier. Vous pouvez avoir une première appréciation de l'allocation à laquelle votre parent peut prétendre sur le service Minitel de la Caisse d'Allocations Familiales 36 15 CAF ou sur son site Internet www.caf.fr.

• Où vous adresser ?

À la Caisse d'allocations familiales de votre parent, qui vous remettra un formulaire à remplir et à retourner.

À NOTER : un logement est dit « conventionné » lorsque son propriétaire a passé une convention avec l'État. En échange d'avantages, comme un faible taux d'intérêt pour son prêt, le propriétaire s'engage à louer son logement à des personnes de revenus modestes, moyennant un loyer plafonné.

L'allocation de logement sociale (ALS)

Elle est destinée à fournir une aide au paiement du loyer ou du prêt de la résidence principale aux personnes de revenus modestes.

Cette allocation peut également être versée aux personnes placées dans une maison de retraite ou hospitalisées dans une unité de long séjour.

• Conditions à remplir

- avoir des ressources inférieures à un certain seuil, défini, comme pour l'APL, au cas par cas, en fonction des revenus, de la région…

- occuper un logement dont la superficie est au moins de 9 m^2 pour une personne seule, et 16 m^2 pour un couple,

- avoir un loyer d'un montant minimal.

• Montant de l'allocation

Il est fixé par la Caisse d'allocations familiales selon les revenus, le prix du loyer, la région…

Cette allocation est allouée chaque année pour une durée de 12 mois qui débute au 1er juillet : il faut donc en refaire régulièrement la demande.

• Où vous adresser ?

À la Caisse d'allocations familiales de votre parent, qui vous remettra un formulaire à remplir et à retourner accompagné des pièces justificatives.

À NOTER : l'allocation de logement sociale est attribuée à ceux qui ne peuvent pas bénéficier de l'APL ni de l'allocation de logement familiale qui s'adresse aux personnes qui vivent en couple, qui perçoivent une allocation familiale et qui ont au moins une personne à charge.

VOS QUESTIONS/NOS RÉPONSES

• *Est-il possible de cumuler plusieurs aides au logement ?*

Non, l'APL n'est pas cumulable avec les autres allocations logement. Si votre parent remplit les conditions pour recevoir l'APL, c'est celle-ci qui lui sera attribuée en priorité.

• *Ma mère, âgée de 79 ans et qui a de très faibles ressources, occupe une chambre dans mon appartement. Peut-elle bénéficier de l'allocation de logement sociale ?*

Non, car les personnes dont le propriétaire bailleur est un descendant (ou un ascendant) direct sont censées être occupantes à titre gratuit.

Mais si votre mère avait loué une pièce dans l'appartement ou la maison d'un particulier qui n'est pas son descendant, ou si elle occupe une chambre dans une maison de retraite, elle peut avoir droit à l'allocation.

La prime à l'amélioration de l'habitat

Si votre parent âgé vit chez lui, il est peut-être nécessaire d'apporter à son logement plus de confort ou de sécurité, ou, s'il est invalide, d'adapter l'habitation à son handicap.

Cette prime est destinée à aider au financement des travaux suivants :

- travaux destinés à améliorer la sécurité, la salubrité, la mise en conformité aux normes minimales d'habitabilité,

- travaux permettant une économie d'énergie,
- travaux d'équipement de confort,
- travaux d'adaptation du logement aux handicapés.

• Conditions à remplir

Le demandeur doit être propriétaire de son logement et l'occuper en tant que résidence principale, c'est-à-dire au moins 8 mois par an.

Il doit avoir des revenus inférieurs à un plafond qui est de 70 % du plafond exigé pour l'attribution d'un prêt d'accession à la propriété. Ce plafond est calculé en fonction de la situation de famille du demandeur, et de sa région. À titre d'exemple*, une personne seule doit avoir des revenus annuels inférieurs à 9 652,77 € (63 318 F) si elle habite à Paris ou dans une ville nouvelle d'Île-de-France, ou inférieurs à 7 711,63 € (50 585 F) si elle vit dans une grande ville de province, ou encore inférieurs à 7 068,45 € (46 366 F) si elle vit dans une petite commune.

Si le demandeur est handicapé, ses revenus doivent être inférieurs à un montant compris entre 70 % et 100 % du plafond exigé pour l'attribution d'un prêt d'accession à la propriété.

Le logement doit être construit depuis plus de 20 ans (sauf pour les personnes handicapées).

• Montant de la prime

- 20 % du montant des travaux, limités à 2 134,29 € (14 000 F) par logement, et

- 50 % des travaux entrepris pour adapter le logement aux personnes qui présentent un handicap physique, dans la limite de 3 048,98 € (20 000 F) par logement.

Ce montant peut être modifié pour des logements faisant l'objet de mesures particulières (arrêté d'insalubrité, programme d'intérêt général...).

---

* Les chiffres sont donnés à titre indicatif pour l'année 2000, les pouvoirs publics n'ayant pas encore annoncé les chiffres pour 2001 au moment où nous imprimons.

À NOTER : les travaux doivent être commencés dans le courant de l'année qui suit l'accord d'octroi de la prime, et être réalisés dans un délai maximal de 2 ans.

• Où vous adresser ?

À la direction départementale de l'Équipement (numéro de téléphone dans les pages jaunes de l'annuaire) pour retirer un dossier de demande qui doit être renvoyé à la mairie de la commune du logement avec les pièces justificatives de la situation du demandeur et des travaux qu'il compte entreprendre.

La subvention de l'ANAH

S'il vous semble nécessaire d'apporter des aménagements au logement de votre parent pour en améliorer le confort, sachez qu'il peut peut-être bénéficier d'une subvention de l'Agence nationale pour l'Amélioration de l'Habitat.

• Conditions à remplir

- le logement doit être achevé depuis plus de 15 ans, et être occupé à titre d'habitation principale,
- le demandeur peut être propriétaire de son logement ou, s'il est locataire, il doit avoir l'accord de son propriétaire.

• La nature des travaux

Les travaux ouvrant droit à subvention concernent les parties communes d'un immeuble, ou le logement privatif :

- travaux améliorant la sécurité et l'équipement de l'immeuble : renforcement du gros œuvre, de l'étanchéité, pose de fenêtres,
- mise en conformité des réseaux d'immeubles,
- création d'un ascenseur,
- travaux d'élimination des éléments contenant de l'amiante ou des sels de plomb,
- équipement ou remplacement en cas de vétusté, d'installation de chauffage ou de production d'eau chaude,
- création ou remplacement d'équipement sanitaire : salle d'eau, salle de bains, WC,

- installation de cloisons, de portes, de fenêtres, de ventilations,
- traitement curatif ou préventif contre les termites et autres xylophages,
- travaux d'économie d'énergie : isolation thermique et acoustique,
- travaux d'accessibilité ou d'adaptation du logement aux personnes handicapées physiques...

• Montant de la subvention

Elle est de 25 % du prix des travaux, mais peut être portée à 50 % dans certains cas (logements situés à Paris, dans les Hauts-de-Seine, la Seine-Saint-Denis et le Val-de-Marne...).

Un acompte sera versé à la moitié et le solde à l'achèvement des travaux.

• Où vous adresser ?

À la Délégation départementale de l'ANAH (demandez l'adresse et le numéro de téléphone de celle de votre département à la direction départementale de l'Équipement ou au siège national de l'ANAH - rendez-vous au carnet d'adresses p. 278). Elle vous délivrera un dossier de demande de subvention à lui renvoyer avec le devis descriptif et estimatif des travaux.

Le formulaire de demande est également disponible sur Internet www.anah.fr.

À NOTER : la subvention n'est pas accordée pour des travaux d'un montant inférieur à 914,69 € (6 000 F). Les travaux doivent être réalisés par des professionnels inscrits au répertoire des métiers ou au registre du commerce, et être achevés dans les deux ans qui suivent l'accord de subvention.

Les aides des caisses de retraite

Vous pouvez solliciter la caisse de retraite de votre parent pour obtenir une aide au financement de travaux d'amélioration de son habitation principale, qu'il soit propriétaire ou locataire.

• Conditions à remplir

Avoir des revenus inférieurs à un seuil propre à chaque département, calculé en fonction de la composition de la famille.

• Travaux donnant droit à une aide

Ils doivent avoir pour objet la rénovation de l'habitation : peinture, papiers peints, revêtements de sol, isolation thermique et phonique, installation ou modernisation du chauffage ou des sanitaires... ou encore l'adaptation du logement à un handicap : pose de barres d'appui, élargissement des portes...

• Montant de l'aide

Il est variable selon le type de travaux et les ressources du demandeur.

• Où vous adresser ?

- à la caisse de retraite de l'intéressé,
- au centre PACT de votre département (numéro de téléphone dans les pages jaunes ou au siège national - rendez-vous au carnet d'adresses p. 278).

L'installation gratuite du téléphone

Les personnes âgées de plus de 65 ans titulaires de l'allocation supplémentaire, ou, à Paris, les titulaires de la carte émeraude peuvent bénéficier de l'installation gratuite du téléphone dans leur logement.

• Où vous adresser ?

À l'agence France Télécom de votre parent.

Les aides pour l'emploi d'une personne à domicile

L'emploi d'une aide ménagère est le pivot essentiel du maintien à domicile des personnes âgées dépendantes. Voici plusieurs formes d'aide dont votre parent peut peut-être bénéficier.

L'aide ménagère au titre de l'aide sociale

Votre parent peut en bénéficier s'il est âgé de plus de 65 ans (ou 60 ans s'il est reconnu inapte au travail), et si son état de santé nécessite la présence d'une aide pour les tâches domestiques. Si ses revenus n'excèdent pas le plafond en vigueur pour l'attribution de l'allocation complémentaire, soit 6997,74 € (45 902,17F) par an pour une personne seule ou 12 257,01 € (80 400,72 F) par an pour un couple, au 1er janvier 2002, cette aide lui sera attribuée par les services d'aide sociale. Si ses revenus sont supérieurs à ces seuils, c'est la Caisse nationale d'assurance vieillesse qui participera aux frais.

• Le montant de l'aide

Elle est fixée selon le montant des revenus de la personne dépendante qui s'acquittera de la quote-part restante des frais. À titre indicatif, pour une personne bénéficiant de l'aide sociale, la participation est de 1 € (6,50 F) de l'heure ; dans les autres cas, cette participation varie entre 1,52 € (10 F) et 11,13 € (73 F).

• Où vous adresser ?

- au Centre communal d'action sociale de la commune de la personne concernée, ou à l'organisme ou l'association qui fournit l'aide ménagère qui se chargera alors des formalités,
- à la caisse de retraite si votre parent n'a pas droit à l'aide sociale.

L'exonération totale des charges patronales d'une aide à domicile

Les charges patronales dues pour l'emploi d'une aide à domicile peuvent faire l'objet d'une exonération totale pour certaines catégories de personnes.

• Les conditions à remplir :

- être âgé de plus de 70 ans, soit
- être âgé de plus de 60 ans et être obligé d'avoir recours à l'assistance d'une tierce personne et
- être titulaire d'une pension d'invalidité servie par un régime spécial de Sécurité sociale ou

Les aides sociales ne sont pas des cadeaux

Les aides sociales ne sont pas des dons généreux de l'État. La plupart d'entre elles ne sont que des avances accordées à la personne dans le besoin, et sont récupérables.

• **Du vivant du bénéficiaire :** si sa situation matérielle s'améliore et ne nécessite plus d'aide sociale, ou s'il accorde une donation. Dans ce cas précis, les aides sociales sont récupérables auprès du donataire (bénéficiaire de la donation) si la donation a eu lieu dans les dix ans suivant et les dix ans précédant la demande d'aide sociale. Prudence donc, avant d'accepter la donation d'une personne qui perçoit des aides sociales, vous risquez d'avoir à payer pour elle.

• **Dans les cinq ans qui suivent le décès** du bénéficiaire si le montant de sa succession excède 38 112,25 € (249 999,97 F).
Un exemple : les aides sociales perçues par Paul s'élèvent à son décès à 7 622,45 € (50 000 F). Si sa succession est de 35 063,27 € (230 000 F), rien ne sera récupéré. Si elle est de 42 685,70 € (280 000 F), seuls 4 573,48 € (30 000,03 F) seront récupérés. Enfin, si elle est de 54 881,65 € (360 000 F), elles seront intégralement récupérées.
Si votre parent âgé dépendant était placé en institution, l'établissement qui l'accueillait a également le droit, si les frais de séjour et de maladie n'ont pas été réglés, de les récupérer sur la succession.
Les sommes dues aux services sociaux font partie des dettes de la succession. Chaque héritier y contribue en proportion de sa part successorale.

Les aides récupérables sont les suivantes :
- la PSD (prestation spécifique dépendance),
- l'allocation supplémentaire,
- l'aide à domicile,
- l'allocation compensatrice pour tierce personne, sauf si les héritiers sont le conjoint, les enfants ou une personne qui s'est occupée de façon permanente du défunt.

Les aides sociales sont récupérables pour un montant supérieur à 152,45 € (1 000 F) si elles ont été versées à domicile. Si elles ont été versées à l'établissement d'accueil, elles sont récupérables en totalité.

- être titulaire d'une pension allouée aux militaires invalides
- être dans l'obligation d'avoir recours à une tierce personne et bénéficier d'une pension de retraite du régime général, ou de l'allocation compensatrice pour tierce personne, ou d'une majoration pour tierce personne.

• **Où vous adresser ?**

Contactez l'URSSAF du département de la personne concernée. Vous recevrez un imprimé à compléter et à renvoyer avec des documents justificatifs de la situation de la personne concernée (état civil, avantages vieillesse, certificat médical attestant la nécessité d'avoir recours à une tierce personne...). L'URSSAF a 30 jours pour notifier sa décision.

À NOTER : cette exonération des charges patronales est cumulable avec la réduction d'impôt pour emploi d'un salarié à domicile (rendez-vous page 177). D'autre part, les personnes âgées de plus de 70 ans non dépendantes ont droit également à une exonération des charges patronales, mais elle est partielle (environ 10 % du salaire versé).

L'aide pour la garde à domicile

La garde à domicile est amenée à intervenir en cas d'urgence, pour établir un relais, lorsque la personne âgée dépendante se trouve sans soutien logistique à la suite d'un impromptu. Une aide financière peut lui être attribuée par la caisse nationale d'assurance vieillesse, pour une durée maximum de 3 mois renouvelable une fois.

• **Conditions à remplir :**

- être titulaire d'une pension, rente ou allocation du régime général de la Sécurité sociale,
- être âgé de 55 ans au minimum,
- avoir des ressources mensuelles inférieures à 1 640 € (10 757,69 F) pour une personne seule ou 2 460 € (16 136,54 F) pour un couple, allocations diverses non comprises.

Cette aide est cumulable avec l'allocation compensatrice pour tierce personne et avec l'aide ménagère à domicile.

• Montant de l'aide

Elle consiste en une prise en charge partielle des frais de garde, correspondant à 80 % du montant des frais dans la limite de 1 270 € (8 330,65 F) par personne et par trimestre. L'aide peut être renouvelée une fois, c'est-à-dire qu'elle porte alors sur 6 mois de frais de garde, dans une limite de 2 540 € (16 661, 31F).

Si votre parent est l'employeur direct de la garde, l'aide financière lui est versée ; s'il fait appel à une association, c'est celle-ci qui perçoit directement l'aide.

• Où vous adresser ?

À la caisse régionale d'assurance maladie dont dépend votre parent.

À NOTER : votre parent peut bénéficier d'une réduction d'impôt sur les frais restant à sa charge (voir page 177).

LES TRANSPORTS

Les réductions sur les titres de transport pour les personnes titulaires d'une carte d'invalidité

Toute personne titulaire d'une carte d'invalidité à 100 % a droit à une place en 1re classe au prix d'un billet de 2e classe, et son accompagnateur voyage gratuitement.

Si la personne a une carte d'invalidité à 80 %, elle paye son billet plein tarif, mais son accompagnateur bénéficie de 50 % de réduction sur son billet.

Si elle bénéficie d'un avantage tierce personne, le billet est gratuit pour l'accompagnateur.

L'accompagnateur d'une personne titulaire de la carte cécité/étoile verte a également droit à un billet gratuit. Les chiens guides voyagent gratuitement avec leur maître.

MODÈLES DE LETTRES

Modèle de lettre pour demander une remise de l'impôt sur le revenu

Prénom - Nom
Adresse

Monsieur (ou Madame)
le chef de Centre
Centre des Impôts
Adresse

Références

Date

Monsieur (ou Madame),

Je suis assujetti(e) à l'impôt sur le revenu selon l'avis d'imposition dont vous trouverez ci-joint la copie.
Mon état de santé m'a contraint(e) à quitter mon domicile pour être placé(e) en institution, et je consacre la quasi-totalité de mes revenus au paiement de mes frais d'hébergement.
Par conséquent, je me trouve dans l'impossibilité de régler la somme qui m'est demandée, ainsi que vous pourrez le constater en consultant les pièces justificatives de ma situation dont je joins une photocopie (bordereau de versement de retraite, facture de l'établissement d'accueil…).
Je vous demande donc de bien vouloir m'accorder la remise de cet impôt.
Vous en remerciant par avance, je vous prie d'accepter, Monsieur (ou Madame), l'expression de ma considération distinguée.

Signature

Pièces jointes

Modèle de lettre pour demander une remise gracieuse de la taxe d'habitation

Prénom - Nom
Adresse

Monsieur (ou Madame)
le chef de Centre
Centre des Impôts
Adresse

Références

Date

Monsieur (ou Madame),

Mon état de santé m'a contraint(e) à quitter mon domicile pour être placé(e) en institution, et je n'occupe donc plus mon appartement situé…
Vous trouverez ci-joint un certificat attestant ma qualité de résident à (nom de l'établissement).
Je vous demande donc de bien vouloir m'accorder une remise gracieuse de la taxe d'habitation.
Vous en remerciant par avance, je vous prie d'accepter, Monsieur (ou Madame), l'expression de ma considération distinguée.

Signature

Pièces jointes

7

La protection juridique

Dans ce chapitre :

Dans la grande majorité des cultures, la famille a été, depuis la nuit des temps, le refuge affectif et matériel de la personne âgée, a fortiori lorsqu'elle était dépendante. Les enfants étaient nombreux, et la fratrie s'organisait pour que chacun remplisse son devoir et assume les besoins du parent en difficulté. L'organisation de la famille, regroupée dans une même ville, un même village, parfois une même maison, ainsi que le rôle prépondérant des femmes, cheville ouvrière et pilier de leur foyer, facilitaient cette assistance. Même en cas de rivalité ou de conflits, frères et sœurs assuraient la permanence et protégeaient leur parent âgé ou malade.

Petit à petit, la société a évolué vers une cellule familiale moins solidaire : éloignement géographique, éclatement des familles, poids et contraintes de la vie professionnelle, responsabilités des femmes en dehors de leur maison ont rendu difficile cette mission d'assistance auprès de la personne âgée dépendante, et parfois même quasiment impossible. La solitude et le manque de ressources la rendent alors encore plus vulnérable.

C'est pourquoi la société a codifié quelques règles pour lui garantir un minimum de sécurité. Si elle ne peut prétendre régler le degré d'affection et de reconnaissance des descendants, elle s'est fixé en revanche le devoir de prévoir des systèmes de protection juridique pour les personnes que la maladie ou le grand âge ont fragilisées.

L'OBLIGATION ALIMENTAIRE

Lorsque les ressources de la personne âgée dépendante sont insuffisantes pour lui garantir un niveau de vie décent, ou pour couvrir, le cas échéant, les frais de pension si elle est placée en institution, ce sont en principe, tout naturellement, ses enfants qui la prennent en charge.

Le plus souvent, ils discutent ensemble de la nature et/ou du montant de l'aide qu'ils peuvent apporter à leur parent en fonction de leur situation personnelle et ils se partagent, à l'amiable, les frais et les responsabilités. Ce genre de discussion est, hélas, parfois l'occasion de rencontres houleuses : c'est souvent à cette occasion que se révèlent les jalousies et les rivalités, et qu'éclatent les querelles et les reproches. Mais l'intérêt du parent dépendant reste cependant la priorité de tous et un consensus est trouvé.

Que faire si les enfants délaissent leur parent, ou si l'un des enfants refuse de remplir son devoir ?

La loi protège les personnes dépendantes de l'ingratitude de leur propre famille.

Elle oblige les parents à nourrir et entretenir leurs enfants mineurs mais également leurs enfants majeurs dans le besoin (étudiants, demandeurs d'emploi, par exemple) qu'ils soient légitimes, naturels, adoptifs ou adultérins.

Cette obligation alimentaire s'applique aussi en sens inverse (art. 205 du Code civil) : les enfants doivent aider leurs parents à subsister s'ils sont privés de ressources. Cette loi s'étend à la génération au-dessus : les petits-enfants doivent aider leurs grands-parents en cas de décès ou de défaillance de leurs parents.

Notez que cette obligation s'étend aux gendres et belles-filles de la personne dépendante (art. 206 du Code civil). Cette obligation cesse si leur conjoint est décédé, sauf en cas de présence d'enfants nés de ce mariage.

Cependant, cette obligation fondée sur le principe de la réciprocité ne s'applique pas à des parents qui ont gravement manqué à leurs devoirs envers leurs enfants (art. 207 du Code civil).

L'aide apportée peut recouvrir plusieurs catégories de dépenses : la nourriture, mais aussi l'hébergement, les vêtements et les frais médicaux qui ne sont pas pris en charge par la Sécurité sociale.

À NOTER : cette contribution est déductible du revenu imposable du donateur ; il devra seulement pouvoir justifier les dépenses engagées pour son parent (factures acquittées, talons de chèque...).

Si les enfants ne s'acquittent pas de leur devoir moral d'assistance envers leur parent, il est possible de saisir le juge afin qu'ils respectent cette obligation alimentaire. C'est lui qui fixera le montant de l'aide en fonction des besoins de la personne dépendante et des ressources des enfants (art. 208 du Code civil). Mais le ou les plaignants doivent apporter un dossier constitué de tous les éléments susceptibles de permettre au juge de statuer en connaissance de cause : état des ressources et bilan de santé de la personne dépendante, mais aussi éléments pour faire une estimation des revenus et des possibilités d'aide des enfants.

Notez que ce sont parfois les débiteurs ou les services de l'aide sociale qui saisissent le juge.

• **Où vous adresser ?**

Au juge aux Affaires familiales du tribunal de grande instance du lieu de la personne dépendante.

La notion de « besoin » doit être évidente : ainsi, la personne dépendante qui perçoit une très faible retraite mais qui dispose d'un capital important n'est pas considérée comme étant dans le besoin. En effet, on considère qu'elle peut vendre un de ses biens pour obtenir des disponibilités nécessaires à son entretien.

Lorsque la personne dépendante n'a pas de famille, ou encore lorsque ses proches n'ont pas suffisamment de ressources pour pouvoir la prendre en charge, c'est l'aide sociale qui prend le relais (rendez-vous page 191).

VOS QUESTIONS/NOS RÉPONSES

• *Ma mère, octogénaire et paralysée, a de faibles revenus. Je paye le loyer et les charges de son petit appartement, j'assume ses achats alimentaires et je viens la garder chaque week-end lorsque l'aide est absente. Mon frère qui vit en province depuis plus de dix ans ne vient jamais la voir et ne lui donne plus signe de vie. Je sais qu'il a une belle situation. Je lui ai téléphoné pour lui demander de participer aux frais d'entretien de notre mère, mais il a refusé, en prétextant de vieilles rancunes. On m'a dit que je peux exercer un recours contre lui. Est-ce vrai ?*

Oui. D'après la loi, si, parmi les enfants, certains refusent de se plier à leur obligation alimentaire, ceux qui assument la charge de leur parent démuni ont une possibilité de recours envers leurs frères et sœurs défaillants (art. 205-C du Code civil). Vous avez le droit de demander au juge des Affaires familiales d'intervenir auprès de votre frère pour le contraindre à payer une quote-part des dépenses engagées pour votre mère.

• *Ma sœur a plusieurs enfants et des revenus modestes. Peut-elle refuser l'obligation alimentaire ?*

Beaucoup de personnes redoutent l'obligation alimentaire, craignant que la participation qui leur sera imposée ne grève lourdement leur budget. Alors certains refusent de communiquer le montant de leurs revenus, et ne répondent pas aux sollicitations du Centre communal d'action sociale chargé d'évaluer l'aide financière qu'ils sont supposés apporter. Peine perdue, car il faut savoir que l'administration dispose de moyens d'enquête et finit (presque) toujours par les retrouver.

Rappelons que la loi précise bien que l'obligation alimentaire s'applique « dans la proportion de la fortune de celui qui les doit »(art. 208 du Code civil). Cela signifie que la participation aux frais d'entretien de la personne dépendante est calculée en fonction des ressources des familles sollicitées, et ne met pas en danger l'équilibre budgétaire familial. Par ailleurs, si à la suite d'un événement comme un départ à la retraite, ou un licenciement, la famille subit une baisse de ses revenus, il est possible de demander une réduction du montant de la pension, mais il faudra en fournir les preuves. Attention : une famille qui n'a pas les moyens de verser une pension peut se voir contraindre à accueillir chez elle, à nourrir et à entretenir la personne âgée dépendante (art. 210 du Code civil).

• *Existe-t-il un recours contre les personnes qui n'exécutent pas leur obligation alimentaire ?*

Oui, elles s'exposent à être assignées devant le juge des tutelles, soit par leur parent âgé dépendant, soit, si la personne n'est pas en mesure de le faire, par son tuteur, ou encore par le Centre communal d'action sociale.

Les procurations

Une personne dépendante à la suite d'un handicap moteur ou d'une maladie grave ne peut pas toujours se déplacer pour accomplir les démarches nécessaires auprès des banques ou des organismes officiels, ou encore les actes essentiels de la vie civique. Elle en est empêchée physiquement, alors qu'elle a par ailleurs conservé des facultés intellectuelles intactes.

Elle peut accorder une procuration à une tierce personne qu'elle autorise ainsi à la représenter et à agir en son nom (art. 1984 du Code civil).

Mandant - mandataire : un rapport de confiance

Ces procurations facilitent la vie de la personne dépendante qui délègue ainsi ses pouvoirs. Mais accorder une procuration n'est pas un acte anodin. Il faut donc bien en connaître les inconvénients, et surtout la personnalité de la personne à qui on la confie.

Le mandant est la personne qui accorde la procuration.

Le mandataire est celle qui reçoit la procuration. Il n'est pas nécessaire qu'elle fasse partie de la famille de la personne dépendante, mais elle doit être majeure et avoir la capacité juridique (p. 210). Il est bien entendu indispensable qu'elle soit fiable, c'est-à-dire consciente de ses responsabilités et d'une irréprochable honnêteté : en effet, sachez que si le mandataire émet des chèques sans provision, c'est le titulaire du compte qui en est responsable !

Les formalités à remplir

D'après la loi, une procuration verbale est parfaitement valable (art. 1985 du Code civil). Mais dans la pratique, un document officiel est toujours exigé. Ainsi, les banques, les notaires, les mairies remettent aux intéressés un formulaire que le mandant et le mandataire doivent remplir et signer.

Les formes de procuration

La forme la plus courante de la procuration est la procuration bancaire. Cette procuration peut être générale : le mandataire réalise alors toutes les opérations bancaires ou postales en lieu et place du mandant qui reste seul titulaire du compte. Mais elle peut aussi être limitée à un seul acte, comme le retrait d'espèces au guichet, par exemple.

• Où vous adresser ?

À sa banque, en demandant un mandat de procuration.

Mais la personne dépendante peut aussi être représentée par un mandataire de façon ponctuelle. C'est le cas de la procuration électorale, valable pour un scrutin (ou deux s'il y a deux tours), ou de la procuration pour réaliser une opération chez un notaire.

• Où vous adresser ?

Téléphonez à la gendarmerie ou au commissariat de police de votre domicile qui vous remettra les documents à remplir. Ils devront être retournés par envoi recommandé avec les pièces justificatives de l'état de santé de l'intéressé.

Pour un acte notarié, demandez à votre notaire de vous envoyer un formulaire de procuration pour faire représenter la personne empêchée le jour de la signature.

La fin de la procuration

Le mandant peut à tout moment résilier la procuration qu'il a accordée sans avoir à donner de motivation. Et le mandataire peut lui aussi renoncer au mandat sans avoir à se justifier. La procuration prend fin également au décès du mandant ou à sa mise sous tutelle.

À NOTER: une procuration ne peut être donnée pour les actes suivants : se marier, divorcer, rédiger un testament.

La protection des personnes âgées dépendantes

Ces personnes fragilisées par l'âge, la maladie ou un handicap sont parfois la cible de maltraitance. Cet état de fait est d'autant plus scandaleux que la victime ne peut, ou n'ose pas se plaindre et dénoncer cette malveillance, soit qu'elle cède à un chantage, soit qu'elle craigne des représailles, soit encore qu'elle ne soit pas en mesure d'exprimer sa détresse.

Le Code pénal punit les atteintes à la vie et à la santé mais aussi les menaces, l'abandon ou la négligence, les atteintes à la vie privée, la violation du domicile et de la correspondance des personnes qui ne sont pas en mesure de se protéger du fait de leur âge ou de leur état de santé.

Il sanctionne aussi les personnes coupables de non-assistance à personne en péril, c'est-à-dire celles qui, ayant connaissance d'une maltraitance, n'en ont pas averti les autorités.

Sachez que toute personne qui constate des sévices ou des privations à l'encontre d'une personne âgée dépendante a le devoir d'en avertir le Procureur de la République, même si elle a constaté ces faits dans le cadre de son activité professionnelle. En effet, dans ce cas, la sacro-sainte notion de secret professionnel ne s'applique plus. Dénoncer la maltraitance est un devoir, se taire est un délit.

L'abus de l'état de faiblesse

Sans aller jusqu'à la maltraitance, les personnes âgées dépendantes sont parfois la cible de vendeurs peu scrupuleux, qui profitent de leurs déficiences, appelées en termes juridiques « état de faiblesse », pour les persuader d'acheter ou de commander des objets onéreux dont elles n'ont nul besoin.

Ce terme qualifie l'état d'une personne qui n'est pas en mesure d'apprécier totalement ce qui lui est proposé à cause de son âge, de son état de santé, d'un handicap, ou encore de son degré d'instruction.

Le cas est si fréquent que le législateur a pris des mesures pour les protéger. Le Code pénal et le Code de la consommation punissent l'abus de l'état de faiblesse et de l'état d'ignorance. Des poursuites pénales peuvent être engagées contre ceux qui tirent profit des déficiences des personnes âgées.

Il peut s'agir de l'extorsion d'un achat ou d'une commande, mais aussi de pressions pour obtenir des sommes en espèces, des virements, des chèques.

Si votre parent a été victime d'une manipulation de ce genre, vous pouvez intervenir auprès des coupables, en vous référant à ces articles du Code de la consommation qu'il nous a paru utile de citer ici afin que vous puissiez bien comprendre vos droits :

> Art L 122-8 du Code de la consommation :
> « Quiconque aura abusé de la faiblesse ou de l'ignorance d'une personne pour lui faire souscrire, par le moyen de visites à domicile, des engagements au comptant ou à crédit sous quelque forme que ce soit sera puni d'un emprisonnement de cinq ans et d'une amende de 60 000 F ou de l'une de ces deux peines seulement, lorsque les circonstances montrent que cette personne n'était pas en mesure d'apprécier la portée des engagements qu'elle prenait ou de déceler les ruses ou artifices déployés pour la convaincre d'y souscrire ou font apparaître qu'elle a été soumise à une contrainte. »

> Art L 122-9 de ce même Code :
> « Ces dispositions sont applicables dans les mêmes conditions aux engagements obtenus ... à la suite d'un démarchage par téléphone ou par télécopie... »

Et enfin, l'article L 122-10 précise que ces dispositions sont applicables à « quiconque aura abusé de la faiblesse ou de l'ignorance d'une personne pour se faire remettre, sans contreparties réelles, des sommes en numéraire ou par virement, des chèques bancaires ou postaux... »

La Commission Droits et Libertés des personnes âgées dépendantes de la Fédération Nationale de Gérontologie a rédigé en 1987 (et remanié en 1997) une charte des droits et libertés de la personne âgée dépendante (disponible sur le Net auprès de la Fondation – rendez-vous au carnet d'adresses page 283).

VOS QUESTIONS/NOS RÉPONSES

• *Ma mère qui n'a plus toute sa tête a commandé, à la suite de la visite d'un démarcheur, un aspirateur très perfectionné dont elle n'a pas l'usage, pour un montant de 780 €. L'appareil a été livré, ma mère a reçu la facture et ses moyens ne lui permettent pas de l'acquitter. Puis-je faire annuler la vente ?*

Si vous réagissez dans les 7 jours suivant la réception du colis, vous pouvez le retourner sans avoir à vous justifier, car c'est votre droit le plus strict d'après l'article L.121-16 du Code de la consommation. Mais il semble bien qu'il s'agisse là d'un abus de faiblesse, passible de poursuites pénales, comme le stipule le Code de la consommation (voir les articles ci-dessus). Écrivez dans un premier temps à la direction de l'entreprise qui a vendu l'appareil pour demander l'annulation de la vente en application des articles L 122-8 et L 122-9 du Code de la consommation, en prévenant que vous entreprendrez des poursuites pénales si l'affaire n'est pas réglée à l'amiable (modèle de lettre page 226). En règle générale, dans ce genre de cas, l'entreprise reconnaît « qu'il y a eu un malentendu » et ne réclame pas le montant de la facture. Il se peut même qu'elle ne revienne pas chercher l'appareil...

La protection des locataires âgés

La loi prévoit qu'un propriétaire bailleur puisse donner congé à son locataire dans certains cas précis (vente du logement, reprise pour son propre usage ou celui de sa famille...). Cependant, si le locataire est âgé de plus de 70 ans, et si ses ressources sont inférieures à une fois et demie le SMIC (soit 20 278,80 € ou 133 020,20 F par an au 1er janvier 2002), il bénéficie d'une mesure de protection particulière : son propriétaire doit lui proposer un autre logement, dans la même commune ou dans une commune limitrophe, qui corresponde à ses besoins (nombre de pièces, accès du logement, etc.) et à ses moyens financiers. Pour un couple marié, on considère l'ensemble des revenus des deux conjoints.

À NOTER : cette mesure ne s'applique pas si le bailleur a lui-même plus de 70 ans, ou si ses ressources sont elles aussi inférieures à une fois et demie le SMIC.

L'incapacité juridique

En France, depuis 1974, tout citoyen devient majeur à 18 ans. Dès lors, il est considéré capable d'accomplir seul tous les actes de la vie civile, et ce en principe jusqu'à sa mort.

Mais la maladie ou le grand âge peuvent entraîner une altération des facultés physiques et mentales qui rendent une personne « incapable » au sens juridique du terme. Mémoire altérée, jugement incertain, affectivité perturbée la privent de la possibilité de prendre des décisions sensées, ou même d'exprimer sa volonté ; elle doit alors être protégée afin que ses intérêts soient préservés.

La loi a prévu plusieurs modes de protection, de la simple assistance à la prise en charge totale, en fonction de l'étendue et de la durée du handicap, de l'importance du patrimoine, et de la présence (ou de l'absence) d'une famille. Ces modes, de la plus légère à la plus lourde, sont la sauvegarde de justice, la curatelle, et la tutelle (art. 490 du Code civil). Ces mesures de protection ne sont pas définitives. Si l'état d'une personne s'aggrave, ou au contraire s'améliore, il est possible de passer de l'une à l'autre.

Capacité-incapacité : où est la frontière ?

Le placement sous protection juridique d'une personne dépendante n'est pas toujours une chose facile.

S'il s'impose pour une personne touchée par une maladie d'Alzeihmer, désorientée et incapable de reconnaître les siens, sa mise en œuvre est plus difficilement admise pour un être affaibli par la maladie et amoindri par la dépendance, certes, mais qui n'a pas perdu pour autant toutes ses facultés intellectuelles. Cette personne est effectivement capable de prendre des décisions, mais sa dépendance en fait une proie facile pour des personnes intéressées et dépourvues de scrupules. Même si la loi est censée la protéger des malveillances.

En voici un témoignage.

Yves, célibataire sans enfant, devient hémiplégique à 53 ans. Très attaché à sa Bretagne natale, il refuse d'aller vivre à Paris auprès de son frère, son unique famille. Il vit seul dans une petite maison près de la mer. Chaque jour, matin et soir, une aide ménagère vient s'occuper de son ménage, de son linge et de la préparation de ses repas. Son autonomie physique s'amenuisant, le mari de son employée vient régulièrement l'aider à prendre son bain, et le dimanche, l'emmène se promener en voiture. Toutes ces prestations sont rémunérées par Yves qui dispose d'un peu de bien. Mais petit à petit, le couple insiste sur la chance qu'il a d'avoir des employés aussi attentifs et zélés… et du désarroi dans lequel il se trouverait si soudain ils le quittaient. Au fil des mois, la pression se fait plus intense. Yves, craignant d'être abandonné, propose des gratifications en nature : une pendule ancienne héritée de sa mère, une jolie commode… Il a bien quelques scrupules à se séparer de ces objets de famille vis-à-vis de son frère, mais que deviendrait-il sans la présence quotidienne de ce couple ? L'hôpital ?

À la mort d'Yves, le notaire ouvre le testament qui lui a été dicté par le défunt et annonce à son frère qu'Yves a légué à son employée une partie de ses meubles, son argenterie et sa collection de timbres. Le frère dépouillé proteste et dénonce le chantage, l'abus de faiblesse et la captation d'héritage. Le notaire répond qu'Yves, malgré un handicap physique certain, était sain d'esprit et qu'il était parfaitement capable de faire des legs en connaissance de cause. Qu'il pouvait disposer librement de ses biens après sa mort, puisque son frère n'était pas un héritier réservataire.

En effet, une personne âgée dépendante sur le plan physique, mais qui est en mesure de prendre des décisions, de faire des choix en toute conscience et d'exprimer ses volontés clairement, peut utiliser ses biens et dépenser ses fonds comme elle le désire dans les limites imposées par la loi.

À quel moment doit-on considérer qu'une personne âgée dépendante n'est plus capable, sur le plan juridique, et doit être mise sous un système légal de protection ?

Dès lors que sa responsabilité peut être engagée à l'égard de tiers, l'obligeant à réparation en cas de dommage, ou si sa prodigalité l'expose à être un jour dans le besoin. La loi admet le principe de la protection juridique si son entourage peut apporter la preuve que des dons répétés et exagérément élevés par rapport à ses moyens mettent en péril son avenir financier.

LA SAUVEGARDE DE JUSTICE

Il s'agit là du premier degré de protection juridique, le moins contraignant des trois prévus par la loi.

Les droits de la personne sous sauvegarde de justice

La personne protégée conserve l'exercice de tous ses droits. Cependant, les actes qu'elle a passés et les engagements qu'elle a pris peuvent être revus s'ils sont excessifs ou s'ils la lèsent (art. 491-2 du Code civil). Elle peut donc gérer ses biens, les vendre, les donner, signer des chèques ou des contrats, effectuer des achats même de valeur importante. Mais s'il s'avère que les actes réalisés ont lésé ses intérêts, ou qu'elle a été abusée par des personnes de mauvaise foi, la modification peut être demandée en justice afin de protéger ses intérêts.

VOS QUESTIONS/NOS RÉPONSES

• *Mon père, âgé de 83 ans, confond les francs et les euros ; il s'est rendu dans un magasin et a signé un bulletin de souscription pour une encyclopédie juridique dont il n'a aucunement besoin, et dont le prix est très important par rapport à ses faibles revenus. Il est sous sauvegarde de justice. Puis-je faire annuler la vente ?*

Oui, sa mise sous sauvegarde de justice vous permet de faire annuler cette souscription, dans la mesure où elle ne lui est pas nécessaire et où elle grève son budget de façon importante, sans avoir eu à démontrer qu'il y a eu abus de son état de faiblesse.

Les formalités de mise sous sauvegarde de justice

C'est en général la famille proche qui, alertée par un comportement inadapté de la personne âgée, en prend l'initiative.

• Où vous adresser ?

Contactez le médecin traitant de votre parent, ou le médecin hospitalier s'il est hospitalisé. L'un ou l'autre constatera que son état de santé nécessite une protection juridique et entreprendra les démarches nécessaires.

Le processus de mise sous sauvegarde se déroule en plusieurs étapes :

- le médecin adresse une déclaration de sauvegarde au Procureur de la République,
- cette déclaration doit être confirmée par un psychiatre,
- elle est enregistrée sur un registre tenu chez le Procureur de la République.

La durée de la sauvegarde de justice

La première demande du médecin est périmée au bout de deux mois.

À l'issue de ce terme, c'est le juge des tutelles qui décide de la suite à donner, en fonction de l'état de santé de la personne :

- prolonger la sauvegarde de justice pour un délai supplémentaire de six mois, renouvelable éventuellement,
- redonner à la personne sa pleine capacité juridique,
- passer à un système de protection plus lourd, comme la curatelle ou la tutelle.

Mais assez souvent, la mise sous sauvegarde de justice est une étape transitoire avant la mise sous curatelle ou tutelle. Elle est alors décidée d'office par le juge.

L'administration des biens

La personne placée sous sauvegarde de justice demande le plus souvent à l'un de ses proches de l'assister. Mais le juge peut, si nécessaire, désigner un tiers (un mandataire) pour gérer les biens de la personne en état de dépendance. Cette personne ne fait pas nécessairement partie de la famille.

Le mandat est particulièrement utile si la personne dépendante est hospitalisée et de ce fait dans l'impossibilité physique de régler ses affaires courantes.

Dans le cas où aucun mandataire n'est explicitement cité, il est du devoir de l'entourage de la personne âgée dépendante sous sauvegarde de justice de faire les actes conservatoires nécessaires pour la bonne gestion du patrimoine : encaisser des loyers, entreprendre des travaux indispensables et urgents sur ses biens immobiliers, par exemple (art. 491-4 du Code civil). C'est le principe de la « gestion d'affaires ». Dans l'entourage, sont concernés :

- le conjoint
- les descendants
- les frères et sœurs
- le ministère public
- le juge des tutelles.

Le juge peut demander au mandataire de lui remettre les comptes, et s'il estime qu'il ne remplit pas son mandat correctement, le révoquer (art. 491-3 du Code civil) pour en nommer un autre.

LE JUGE DES TUTELLES

Il est chargé, au tribunal d'instance, de la protection des mineurs et des majeurs frappés d'incapacité juridique. C'est lui qui décide du placement d'une personne sous sauvegarde de justice, sous curatelle ou sous tutelle, et organise et contrôle le processus de protection : il met fin à la protection ou la renforce, si nécessaire, intervient dans le conseil de famille dans le cadre de la tutelle, allonge ou diminue la liste des actes que la personne dépendante est autorisée à faire seule dans le cadre de la curatelle.

LA CURATELLE

Ce régime est destiné à protéger les personnes qui, sans être complètement incapables d'agir par elles-mêmes, ont besoin d'être conseillées et contrôlées dans les actes de leur vie civile (art. 508 du Code civil). Ce peut être le cas d'une personne en profonde dépression qui ne règle plus ses factures, ou qui n'a plus notion de la valeur de l'argent et se montre d'une prodigalité exagérée, par exemple.

Les motifs d'ouverture d'une curatelle

Il en existe trois :

- l'altération des facultés mentales à la suite d'une maladie, une infirmité ou un affaiblissement dû à l'âge,
- l'altération des facultés corporelles si elle empêche l'expression de la volonté,
- la déviance sociale, c'est-à-dire un comportement intempérant (alcoolisme, par exemple), prodigue (jeu, dons immodérés...) ou oisif (refus d'exercer une activité lucrative) dans la mesure où ils exposent leur auteur à tomber dans le besoin, ou à compromettre l'exécution de ses obligations familiales (art. 488 -3 du Code civil).

Les droits de la personne sous curatelle

En principe, elle peut réaliser certains actes seule, d'autres nécessitent l'assistance du curateur.

Les actes de la vie courante, appelés actes d'administration, sont réalisables seuls :

- perception de revenus : pension de retraite, loyers...
- rédaction de chèques
- signature d'un contrat de travail
- introduction d'une action en justice dont l'enjeu est financier
- signature d'un bail de moins de neuf ans
- signature des déclarations fiscales
- acceptation d'une succession sous bénéfice d'inventaire
- rédaction d'un testament.

Les actes ayant une incidence sur le patrimoine, appelés actes de disposition, sont, eux, réalisables avec l'assistance du curateur :

- achat ou vente de biens immobiliers
- souscription d'un emprunt, demande d'une carte bancaire
- signature d'un contrat de gestion de valeurs mobilières
- vente de valeurs mobilières
- réception et investissement de capitaux
- mariage
- donation.

Voici pour le principe. Mais dans la pratique, c'est le plus souvent le juge, en accord avec le médecin traitant, qui définit la nature des actes sous surveillance, et en particulier la perception des revenus de la personne protégée, le règlement des dépenses, et le placement des sommes restantes. Dans ce cas, le curateur doit, chaque année, rendre compte de sa gestion au greffier en chef du tribunal d'instance.

Les formalités de mise sous curatelle

Dès que la famille de la personne âgée constate des troubles de comportement faisant inéluctablement penser à la nécessité d'une protection juridique, elle doit en informer le médecin traitant. Celui-ci rédigera, s'il l'estime justifié, un certificat attestant de l'altération des facultés mentales de la personne. Ce certificat devra être confirmé par un psychiatre, et le juge lui-même doit constater la nécessité de la prise de mesures de protection.

• **Où vous adresser ?**

Contactez le médecin traitant de votre parent, ou le médecin hospitalier s'il est hospitalisé. L'un ou l'autre constatera que son état de santé nécessite une protection juridique, comme pour la sauvegarde de justice.

Le rôle du curateur

Le juge nomme un curateur, dont le rôle n'est pas d'effectuer tous les actes à la place de la personne dépendante, mais de la conseiller et de l'assister.

C'est d'office le conjoint de la personne protégée qui assume cette fonction. En l'absence de conjoint, ou si l'état de santé de celui-ci ne lui permet pas de remplir ce rôle, le juge désigne un autre membre de l'entourage (enfant, frère ou sœur...) ou encore un tiers. Les membres de la famille de la personne dépendante ne peuvent pas refuser la charge de la curatelle, mais ils peuvent s'en décharger au bout de cinq ans.

La curatelle peut être confiée à un organisme public ou privé si la personne dépendante n'a pas de proches.

À NOTER : si le patrimoine de la personne protégée est important et impose une gestion lourde, le curateur peut demander au juge à être rémunéré. Ce principe s'applique rarement en famille, il est plus courant lorsque c'est un tiers qui en assume la charge. Cette rémunération est en général comprise entre 1 % et 5 % des ressources de la personne protégée.

Les « incidents de parcours »

Il arrive parfois que le régime de curatelle connaisse des difficultés d'application ; elles ont, en général, deux origines : le manque de souplesse du curateur, ou l'indépendance exagérée de la personne sous curatelle.

Le curateur exerce une surveillance jugée trop pesante sur son protégé et lui interdit finalement toute liberté d'action : la personne sous curatelle « étouffe » et se sent dévalorisée. Dans ce cas, elle peut demander au juge des tutelles l'autorisation de réaliser elle-même un acte que le curateur a refusé de valider.

La personne protégée omet de demander l'assistance de son curateur ou elle ne tient pas compte de son conseil : le curateur s'en formalise et prétend qu'il ne peut pas remplir son rôle. L'acte ne sera annulé que si les intérêts de l'intéressé ont été gravement lésés.

La durée de la curatelle

Elle dure aussi longtemps que l'état de santé de la personne protégée le nécessite. Si elle recouvre la santé, la curatelle est levée. Mais si son état s'aggrave, elle passera sous un régime de tutelle.

La tutelle

Ce régime, contraignant parce qu'il prive la personne de toute autonomie juridique, est le troisième niveau de protection légale.

Les motifs d'ouverture d'une tutelle

La tutelle concerne les personnes dont l'altération des facultés mentales ou physiques l'empêche d'exprimer clairement sa volonté. Elle doit être médicalement établie (art. 493-1 du Code civil). Le comportement de la personne doit être à ce point altéré qu'il nécessite de toute évidence le placement sous la tutelle d'une tierce personne.

Les formalités de mise sous tutelle

L'entourage de la personne dépendante peut demander la mise sous tutelle, à partir du moment où il dispose d'éléments probants de son état d'incapacité. Il peut s'agir :

- de la personne elle-même, si elle a conscience de ses difficultés,
- de son conjoint non séparé ni divorcé,
- de son concubin passé,
- de ses enfants,
- de ses frères et sœurs,

- de son curateur si elle est déjà placée sous curatelle,
- du juge des tutelles lui-même s'il a été alerté de l'état de santé de la personne par son entourage (commerçants, voisins, amis, gardien…),
- du ministère public.

• Où vous adresser ?

Au secrétariat-greffe du tribunal d'instance du domicile de la personne à protéger en lui adressant une lettre (modèle ci-après). Il est aussi possible de retirer auprès du secrétariat un formulaire préimprimé qu'il suffit de compléter.

Les formalités sont les suivantes :

- Envoi par les proches d'une lettre recommandée avec accusé de réception, appelée requête, indiquant l'identité de la personne à protéger, les noms de ses proches parents, l'énoncé des faits qui semblent nécessiter la mise sous tutelle, avec éventuellement les documents à l'appui, ainsi que le nom et l'adresse de son médecin traitant. La lettre doit être accompagnée si possible d'un certificat médical attestant les troubles physiques ou mentaux, délivré par un médecin spécialiste figurant sur une liste établie par le Procureur de la République.
- Le greffier informe la Procureur de la République de l'ouverture de la procédure de mise sous tutelle.
- Le juge doit entendre la personne proposée à la mise sous tutelle. Cette entrevue peut avoir lieu au tribunal, ou, si l'état de santé de la personne âgée dépendante ne lui permet pas de se déplacer, à son domicile, ou dans la maison de retraite qui l'accueille. Cet entretien, qui prend la forme d'une simple conversation, peut avoir lieu en présence de la famille ou du personnel soignant, ou même d'un avocat.
- Le juge transmet le dossier au Procureur de la République un mois avant l'audience ; celui-ci doit le lui retourner avec son avis écrit.
- Le juge prononce son jugement en audience.
- La mise sous tutelle est mentionnée sur l'acte de naissance de la personne protégée.

La décision du juge

En attendant de prendre sa décision, le juge peut placer la personne dépendante sous sauvegarde de justice.

- Il refuse la mise sous tutelle si elle ne lui semble pas fondée, ou si la requête n'a pas été faite dans les formes requises par la loi.

- Il accepte la mise sous tutelle (ou sous curatelle) et notifie son jugement à l'intéressé, ou à une personne de sa famille si son état de santé est trop altéré.

Les recours

La décision du juge de refuser la mise sous tutelle peut être contestée par la personne qui a déposé la requête.

Un exemple : Marine J. a demandé la mise sous tutelle de sa mère ; le juge la refuse. Seule Marine peut exercer un recours contre cette décision du juge.

Mais si le juge a accepté la mise sous tutelle, ce jugement peut être mis en cause par toutes les personnes légalement habilitées à déposer une requête.

Exemple : Marine a demandé la mise sous tutelle de sa mère, que le juge a acceptée. Le frère de Marine peut contester cette décision.

Le recours doit être exercé dans les quinze jours suivant la date de la notification du jugement. Ainsi, si le jugement est notifié le 3 septembre, le recours doit être exercé avant le 18 septembre.

Le recours est suspensif, excepté si le juge ordonne l'application immédiate de la mise sous tutelle : la tutelle ne sera pas mise en place tant que le recours n'est pas examiné.

Le rôle du tuteur

Lorsque la personne dépendante est mariée, c'est son conjoint qui assume la fonction de tuteur (art. 496 du Code civil). Si elle est célibataire, séparée, ou veuve, ou encore si son conjoint, malade ou très âgé, n'est pas en état d'assurer ce rôle, c'est le conseil de famille qui nomme le tuteur et le subrogé tuteur, chargé de veiller à la régularité des actes du tuteur (art. 420 du Code civil).

Le tuteur peut être un membre de la famille, mais aussi une tierce personne.

Si le patrimoine de la personne protégée est très important, il est parfois recommandé de nommer deux tuteurs qui se répartiront les tâches. En effet, le rôle du tuteur demande une grande disponibilité et ses actes sont sérieusement encadrés.

Dans le cadre de sa charge, il doit :

- faire l'inventaire du patrimoine,
- déposer les fonds sur le compte de la personne dépendante (et non sur son compte personnel),
- gérer les biens avec rigueur,
- accepter la surveillance du subrogé tuteur,
- rendre des comptes au greffier en chef du tribunal d'instance.

À NOTER : le tuteur engage sa responsabilité, et peut, en cas d'erreurs, même minimes, être condamné à verser des dommages et intérêts à la personne qu'il protège.

VOS QUESTIONS/NOS RÉPONSES

• *J'ai été nommé tuteur de ma tante, veuve sans enfant. Elle a un patrimoine lourd à gérer, et je crains que ce rôle ne me prenne beaucoup de temps. Puis-je le refuser ?*

• En principe, non. Les membres de la famille de la personne dépendante, contrairement aux personnes qui n'appartiennent pas à la parenté, ne peuvent pas refuser d'être nommés tuteurs, même si la charge est astreignante, sauf s'ils justifient d'un empêchement réel, comme le grand âge, la maladie, l'éloignement ou une vie professionnelle particulièrement accaparante (art. 428 du Code civil). Toutefois, vous pouvez demander à être libéré de ce rôle au terme de 5 années. Le conseil de famille nommera alors un autre tuteur.

• *Une personne sous tutelle doit-elle payer des impôts ?*

Oui, elle est tenue d'acquitter tous les impôts dont elle est redevable, qu'il s'agisse de l'impôt sur le revenu, de la taxe foncière, de la taxe d'habitation. Elle peut cependant bénéficier de certaines réductions (rendez-vous page 172). Mais c'est son tuteur qui doit remplir et signer sa déclaration de revenus.

Le conseil de famille

Il est composé de quatre à six membres nommés par le juge des tutelles parmi l'entourage de la personne dépendante (enfants, collatéraux, amis, voisins, médecin traitant...) en fonction de leur niveau de parenté, de leur âge, de leur proximité géographique, de leur aptitude à prendre en considération les intérêts de la personne dépendante.

Le conseil de famille se réunit à la demande du juge, lorsque cela est nécessaire.

Les droits de la personne sous tutelle

Elle ne peut pratiquement pas, dans le régime de tutelle normale, agir sans l'accord et l'assistance de son tuteur. Elle ne peut pas établir de testament. Et si elle souhaite faire une donation, elle doit obtenir l'accord du conseil de famille, mais cette donation doit être accordée uniquement à son conjoint ou à ses descendants, en avancement d'hoirie, c'est-à-dire en acompte sur l'héritage à venir (art. 505 du Code civil).

La fin de la tutelle

Elle prend fin lorsque l'état de santé de la personne ne justifie plus une mesure de protection. Ce sont ceux qui ont requis la mise sous tutelle qui doivent prendre l'initiative de demander la levée de la tutelle.

• **Où vous adresser ?**

La levée de la tutelle, appelée mainlevée, doit être demandée par lettre recommandée avec accusé de réception au greffe du tribunal d'instance du domicile de la personne sous tutelle.

Les incidents de parcours

L'encadrement du tuteur, aussi légitime qu'il soit, peut paraître pesant à la personne protégée. Celle-ci garde tout de même une liberté d'action : celle de s'adresser directement au juge des tutelles, à qui elle peut exposer en toute liberté ses difficultés, ses griefs, ses préoccupations. Oui, mais cette liberté n'existe plus dès lors que la personne protégée n'est plus en possession de ses facultés mentales…

Il peut aussi arriver que le tuteur, membre de la famille, agisse plus dans son intérêt personnel que dans celui de la personne dépendante…

La protection… des personnes protégées

On l'a vu, les actes du tuteur ou du curateur sont encadrés et contrôlés ; le juge des tutelles est garant des droits de la personne protégée, contre d'éventuels dérapages ou des excès de zèle de son protecteur.

Mais la loi impose, en toutes circonstances, deux principes :

- La protection du logement de la personne dépendante.

Son logement et ses meubles doivent être gardés à sa disposition aussi longtemps que possible, même lorsqu'elle est placée dans un établissement de soins. Si la situation financière de la personne dépendante contraint à disposer de ses biens, c'est-à-dire à les louer ou les vendre, l'autorisation du juge des tutelles est obligatoirement requise.

La personne dépendante garde la possession de ses effets personnels, qui, si elle le souhaite, doivent l'accompagner si elle est placée en institution.

- La protection de la liberté.

Il est difficile de parler de liberté lorsque la personne n'est plus capable de manifester sa volonté, mais cette mesure est destinée à éviter que la curatelle ou la tutelle se prolongent alors qu'elles ne sont plus justifiées. La personne dépendante peut elle-même s'adresser directement au juge des tutelles si elle le désire, mais elle n'a pas toujours conscience de ses droits, ou encore elle ne connaît pas les démarches à effectuer. C'est pourquoi la loi prévoit que le Procureur de la République du lieu de résidence ou du lieu de traitement de la personne dépendante ainsi que le juge des tutelles puisse la visiter pour apprécier son état de santé.

Les tutelles allégées

On l'a vu, dans la tutelle dite normale, la personne protégée est encadrée par son tuteur pour tous les actes de sa vie civique. Mais il existe aussi des formes de tutelle allégée, dans lesquelles l'encadrement est moins strict.

La tutelle aux prestations sociales (TPS)

Il arrive parfois que la personne âgée dépendante fasse un mauvais usage des prestations diverses qu'elle reçoit. Ce peut être le cas, par exemple, d'une personne qui accorde des dons importants à des tiers, se privant ainsi de disponibilités pour se nourrir ou se soigner. Il est alors souhaitable que ces prestations soient versées à une tierce personne. Cette tutelle aux prestations sociales, prévue par l'art. 167-1 du Code de la Sécurité sociale, est cumulable avec la sauvegarde de justice, la curatelle ou la tutelle.

Cette tutelle s'applique aux allocations d'aide sociale, aux avantages vieillesse, à l'allocation supplémentaire du Fonds national de solidarité, à l'allocation aux adultes handicapés. Tous les autres revenus de la personne âgée dépendante ne sont pas concernés par cette mesure.

La demande de mise sous TPS doit être faite par le conjoint non séparé, ses enfants ou petits-enfants, ses frères et sœurs, le directeur des Affaires sanitaires et sociales, le Procureur de la République, ou encore par les organismes qui versent ces prestations.

• **Où vous adresser ?**

Déposez une requête au juge des tutelles au tribunal d'instance du domicile de la personne à protéger.

Dès réception de la demande, le juge des tutelles convoque la personne dépendante. Il peut alors refuser la TPS, ou la décider, pour une durée obligatoirement limitée, qu'il peut reconduire par la suite aussi longtemps que cela est nécessaire. Il nomme le tuteur qui aura pour mission d'utiliser les fonds pour subvenir aux besoins élémentaires de la personne dépendante ; si les fonds ne sont pas employés en totalité pour ces dépenses de logement, de nourriture, d'habillement, de soins, le tuteur en restitue le solde à l'intéressé.

L'administration légale

Les biens de la personne dépendante sont gérés par un de ses proches parents sous administration légale et contrôle judiciaire, sans la participation du conseil de famille ou du subrogé tuteur. L'administrateur légal, nommé par le juge des tutelles, accomplit seul les actes d'administration courants, mais doit impérativement obtenir l'accord du juge des tutelles pour les actes de disposition (rendez-vous page 216).

La tutelle en gérance

Lorsque le patrimoine de la personne dépendante, peu important, ne justifie pas la mise en place d'une tutelle normale, le juge désigne une personne de la famille ou encore un membre du personnel de l'établissement de soins dans lequel la personne est recueillie pour gérer ses affaires courantes et veiller à son entretien (art. 499 du Code civil).

Ce gérant de tutelle doit rendre compte de ses actes au juge des tutelles. Il perçoit pour cette fonction une rémunération dont le montant est fixé par un arrêté du 4 mars 1970. Elle consiste en un pourcentage des revenus de la personne protégée, variable de 1 à 3 % pour les actes courants d'administration.

Modèles de lettres

Modèle de mise en demeure d'annuler une vente pour abus de faiblesse

Votre prénom et votre nom
Votre adresse

Le nom de l'entreprise
Son adresse

Date

Messieurs,

Le ... (*date de la visite du démarcheur*), votre démarcheur s'est rendu chez ma mère, Madame … âgée de ... ans, qui présente certains handicaps liés à ... (*son âge, à un état de santé déficient, à une infirmité…*).

Devant l'insistance de cette personne, ma mère a commandé un .... (*qualification de l'appareil ou des produits*) dont elle n'a nul besoin, et dont elle ne peut assumer le coût.

J'estime que ma mère a été victime de la part de votre entreprise d'un abus de faiblesse, puni par les articles L 122-8, L 122-9 et L 122-10 du Code de la consommation.

Je vous mets donc en demeure d'annuler cette vente. Dans le cas contraire, je me verrais dans l'obligation de porter plainte contre vous.

Veuillez agréer, Messieurs, l'expression de mes salutations distinguées.

Signature

Modèle de requête pour mise sous tutelle

Lettre recommandée avec accusé de réception

Requête à M .... le juge des Tutelles de ....
Tribunal d'Instance
......
......

Je soussigné(e) .... né(e) le .... à .... demeurant à .... requiers, conformément à l'article 493 du Code civil, l'ouverture de la tutelle en faveur de M ... né(e) le .... à .... demeurant à ...., mon .... (*degré de parenté*), pour les motifs suivants : .... (*nature de l'affection : physique ou mentale, avec description des troubles*).

Je joins à ma requête un certificat médical délivré par le docteur .... (*prénom, nom, adresse, spécialité*).

Fait à ....
Le ....

Signature

8

L'entourage des personnes âgées dépendantes

Dans ce chapitre :

LES AIDANTS
Quand il faut tout assumer

LE DÉSARROI ET LA SOUFFRANCE DE LA FAMILLE
Mettez un nom sur vos sentiments
Comprenez la raison de vos sentiments
- la perte de vos repères
- la crainte de l'avenir
- le jeunisme
- l'évolution de la structure familiale
Assumez au mieux la situation
- entrez dans son univers
- forgez-vous une carapace
- cherchez les aspects positifs
- gérez les aspects financiers
- ménagez-vous
- reconnaissez vos limites
- faites participer la famille
- réglez les relations familiales

- surveillez les « aidants »
- informez-vous et communiquez
- déchargez votre souffrance

LES AIDES FINANCIÈRES ACCORDÉES AUX PROCHES
L'abattement sur la taxe d'habitation
La déduction de la pension alimentaire versée à votre parent
La déduction des frais d'accueil des personnes
de plus de 75 ans
La prise à votre charge d'une personne invalide
Les allocations logement

LES AIDANTS

C'est ainsi que l'on nomme ceux qui prennent en charge la personne dépendante, avec ou sans l'appui de « soignants » que sont le médecin, l'infirmière, l'aide-soignante, le kinésithérapeute, etc.

Dans la majorité des cas, c'est d'abord le conjoint ou le compagnon qui est en première ligne, et s'il n'est plus là, ce sont les enfants. Et parmi les enfants, ce sont en priorité les filles (dans trois cas sur quatre) qui assument le rôle. Charge humaine, affective, financière aussi, imposée par la vie à un âge où on aspire légitimement à souffler un peu. Car c'est lorsqu'ils ont une cinquantaine d'années que les enfants se trouvent confrontés au problème de dépendance de leurs parents. La maladie d'Alzheimer devient plus fréquente à partir de 80 ans (10 % des Français âgés de plus de 85 ans).

Tant que la dépendance est légère, l'investissement temps des proches est limité, et il est possible pour eux de conserver une vie professionnelle, familiale et sociale personnelle. Mais lorsque s'installe une maladie d'Alzheimer, les soins et la surveillance imposent une présence quasi permanente, et la vie en est bouleversée. Bien des aidants doivent alors envisager des mesures qui mettent en cause leur propre univers : quitter une activité professionnelle pour se consacrer à la personne dépendante, déménager pour se rapprocher de leur parent, le prendre à demeure chez eux… (rendez-vous page 132).

Le fil à la patte

Jacques a tout juste 60 ans. De l'école à l'université, de la fac à l'hôpital, il n'a jamais cessé de travailler dur. Médecin hospitalier, il vient de prendre sa retraite. Ses trois enfants ont quitté la maison. Jacques et sa femme Annie se réjouissaient de pouvoir enfin voyager un peu, et de retaper une vieille ferme achetée en Auvergne. La mère de Jacques donne des signes inquiétants de désorientation ; il sait déjà qu'au printemps, elle ne pourra plus vivre seule. Sa femme et lui ont pris leur décision : ils vont la prendre chez eux. Mais adieu voyages et bricolage. Jacques se demande avec un peu d'amertume si, plus tard, il aura encore la santé pour faire aboutir ses projets...

Par ailleurs, la dépendance entraîne des frais parfois élevés qu'une personne âgée ne peut pas assumer seule. Ce sont donc les enfants qui sont les premiers concernés pour assumer financièrement une partie du coût de la prise en charge. D'ailleurs, la loi les y oblige, dans la mesure de leurs moyens (rendez-vous page 201).

Nul doute que la participation à la rémunération d'une aide à domicile ou à la pension d'une institution puisse grever lourdement un budget familial, surtout lorsque les enfants ont besoin d'un coup de pouce financier pour démarrer dans la vie.

Quand il faut tout assumer

« Il y a un an, mon fils m'a demandé de l'aider à acheter un studio pour s'installer. J'ai accepté, car il avait réussi brillamment ses examens, et venait de se marier avec une jeune femme vraiment sympa. Ce fut un coup dur pour mes finances. Trois mois plus tard, l'état de santé de ma mère, âgée de 86 ans, a empiré. Alors qu'elle se débrouillait encore bien chez elle avec une aide ménagère à temps partiel, il a fallu la placer dans une maison spécialisée, car elle fuguait la nuit. Sa pension, pension de réversion qu'elle touchait de mon père décédé, ne suffit pas à payer les frais d'hébergement. Mon frère et moi complétons de notre poche. Mais mon entreprise prévoit un plan de licenciement, et si je fais partie de la " charrette ", je vais être dans une situation difficile. »

Le principe d'égalité voudrait que chacun des enfants puisse participer à l'entretien de son parent en fonction de ses moyens. Mais cet état de fait ne va pas sans créer parfois des tensions familiales, en particulier lorsque l'un des enfants estime qu'il a été moins aidé par son parent que ses frères et sœurs.

Le désarroi et la souffrance de la famille

Face aux premiers signes de l'âge et de la dépendance chez notre parent, nous éprouvons souvent tout d'abord un refus inconscient de la situation ; c'est le déni.

Nous savons que la vieillesse existe et qu'elle entraîne bien des dysfonctionnements, mais nous ne voulons pas imaginer que cet état puisse toucher les nôtres.

Et lorsque la réalité s'impose et que nous sommes obligés de constater la dépendance de nos proches, nos sentiments affluent, violents et bien souvent contradictoires.

Mettez un nom sur vos sentiments

« Mais qu'est-ce qui arrive ? Qu'allons-nous faire ? Pourquoi nous ? » C'est le désarroi qui nous envahit d'abord à l'annonce ou au constat de la dépendance de notre parent. L'urgence de prendre des décisions auxquelles la vie ne nous a pas préparés, la nécessité de mettre en place des structures nouvelles dont on ignore l'efficacité nous mettent en face de responsabilités qui représentent une réelle charge tant matérielle que morale et psychologique.

Puis avec le temps, d'autres sentiments apparaissent, souvent mêlés et contradictoires. Cet amalgame nous plonge dans un mal-être où le stress et la culpabilité ont une bonne part. Car derrière les sentiments positifs que sont la tendresse, le souci de bien faire, la peine devant la maladie ou le handicap se cachent presque toujours des sentiments négatifs qu'on hésite à nommer parce qu'on a honte de les ressentir. Ils s'appellent exaspération, colère, dégoût, désespoir, rejet.

« Tu me pousses à bout » reproche Didier à son père qui se plaint sans cesse alors que ses enfants s'occupent de lui avec beaucoup de dévouement : exaspération devant l'ingratitude involontaire,

« Tu pourrais tout de même faire un effort pour te souvenir de ce que je te dis » crie Sylvie à sa mère qui lui demande pour la cinquième fois où elle a rangé son eau de toilette : colère devant les questions lancinantes.

« C'est affreux, tu ressembles à une sorcière » ne peut s'empêcher de dire Annick à sa mère qui refuse obstinément qu'on lui lave et qu'on lui coupe les cheveux : dégoût devant les signes objectifs du laisser-aller et de la déchéance.

« C'est horrible, je le vois baisser de jour en jour, je ne vais plus pouvoir supporter cela » déplore Françoise devant l'aggravation de la maladie d'Alzheimer de son mari : désespoir devant cet aspect inéluctable de la maladie et de la dépendance qui gagnent du terrain.

« Ma mère ne me reconnaît plus, je ne peux pas le supporter » déplore Yann : rejet devant la négation de ce lien filial.

« Le jour où elle disparaîtra, je serai rudement soulagé » soupire Ludovic quand on lui demande des nouvelles de sa mère qui l'appelle dix fois par jour à son bureau pour lui demander quel jour on est alors qu'il a de graves soucis professionnels : rejet devant une surenchère d'ennuis.

« Je suis un monstre » pense Fabien qui vient de se mettre en colère contre sa mère qui refuse de manger trois fois de suite alors qu'il se déplace pour lui faire prendre son repas.

Sont-ils un conjoint, des filles et des fils indignes ? Non.

Tous ces sentiments sont humains.

Sachez reconnaître vos sentiments et donnez-leur un nom ; vous avez le droit d'être exaspéré, en colère, découragé. Vous avez des raisons objectives, car derrière tous ces sentiments se cache une grande souffrance.

Pour ne pas en faire subir les conséquences à votre parent, ni aggraver votre culpabilité, il vous faudra gérer au mieux votre implication dans sa prise en charge.

Comprenez la raison vos sentiments

Comprendre l'origine de vos sentiments vous permettra de relativiser.

Pourquoi souffrons-nous tant devant les méfaits de l'âge et de la maladie, en particulier lorsqu'ils touchent notre parent ?

Bien sûr, notre amour filial justifie notre tristesse devant leur sort. Mais cette explication n'est pas suffisante pour comprendre la violence de certains de nos sentiments.

L'EFFET MIROIR

L'image de la dépendance éveille en nous une terrible crainte. C'est « l'effet miroir » : notre parent nous envoie l'image de ce que nous craignons de devenir plus tard. Dans ce que certains appellent la déchéance de leur parent, nous voyons en filigrane notre propre déchéance. Et cela est parfois insupportable. Car les aspects négatifs de l'âge et de la dépendance, nous ne pouvons ni les nier ni les soulager. Ils nous confrontent à notre impuissance.

Ne disons-nous pas : «J'espère que je ne serai pas comme lui à son âge ! » ? Et nous pensons aussi probablement : « Mes enfants s'occuperont-ils de moi si je suis dans cet état ? »

Devant notre parent âgé dépendant, nous sommes confrontés à la peur de notre avenir, de notre propre vieillesse, et, inéluctablement, à la perspective de notre propre mort.

• La perte de vos repères

Notre père et notre mère portent, depuis notre naissance, une double symbolique ; ils sont à la fois refuges et références. Le parent refuge donne la tendresse et la protection. Le parent référence représente l'autorité, la responsabilité et l'appui des conseils avisés, fruits de son expérience (même si nous ne les suivons pas !).

Cette représentation de la puissance parentale demeure dans notre inconscient lorsque nous sommes devenus adultes.

Avec l'apparition de la dépendance, les rôles s'inversent : le parent protecteur devient le protégé, le parent détenteur de l'autorité est dominé, le puissant est maintenant fragile. Nous pourrions même dire que les enfants deviennent les parents de leurs parents.

L'état de dépendance de nos parents nous prive de nos repères affectifs et nous contraint à assumer de nouvelles responsabilités morales. À peine nos enfants sont-ils élevés et autonomes que nous devons assumer à nouveau ce rôle protecteur.

Ce chamboulement de nos structures psycho-affectives s'accompagne presque toujours de souffrance et de désarroi.

• La crainte de l'avenir

Devant cette situation nouvelle à laquelle vous n'êtes pas préparé, devant les problèmes qu'elle soulève sans que personne puisse vous donner de solution sur mesure, il est normal d'avoir des craintes. Crainte de ne pas en faire assez, crainte que votre parent souffre physiquement et moralement, crainte de l'avenir, crainte d'assumer une charge trop lourde pour vous, crainte des réactions de votre conjoint ou de vos enfants...

• Le jeunisme

Jeunesse, beauté, minceur, ambition, compétitivité, efficacité figurent au hit-parade des qualités synonymes de réussite. Rajeunir, mincir, être performant... voici le credo d'une société qui relègue sans pitié les « *has been* », le terme s'adressant d'ailleurs parfois aux quinquagénaires dans l'éclat de leur maturité !

Pendant des siècles, l'âge a été respecté et loué pour la sagesse et l'expérience ; on consultait les « anciens » avant de prendre des décisions importantes. Aujourd'hui, il faut savoir surfer sur le Net si on ne veut pas être dépassé, et le maniement d'un four programmable demande (presque) une formation scientifique bac +4. Reconnaissez que le trait est à peine exagéré.

La lenteur qui préside à la vie d'une personne âgée dépendante est bien incompatible avec cet univers hyper-actif. Et lorsque nous sommes projetés de notre vie structurée, minutée, planifiée vouée à la performance, dans son monde à lui où chaque acte est un défi, où le temps n'a plus la même valeur, nous sommes bien évidemment déstabilisés, angoissés, énervés.

• L'évolution de la structure familiale

Pendant des siècles, grands-parents, parents et enfants vivaient dans la même ville, le même village, la même demeure.

Les générations s'entraidaient à tour de rôle, et la question du maintien à domicile d'un parent âgé dépendant ne se posait pas.

La vieillesse était alors considérée comme une étape, un passage, avec ses misères mais aussi ses richesses.

Que devient la solidarité familiale devant l'explosion de la structure familiale, l'éloignement géographique des uns et des autres, les familles recomposées, la pression intense de la vie professionnelle ? Elle existe, mais se fait moins présente comme l'attestent ces témoignages :

« J'ai cinq enfants », confie cette dame de 89 ans, « deux vivent à l'étranger, les autres en province. Ils viennent me voir de temps en temps, me téléphonent souvent, mais au quotidien, comme je m'ennuie ! »

« Quand je vais voir ma mère après mon travail, je passe une heure et demie dans les transports en commun… tout cela pour rester une demi-heure avec elle. »

« Je travaille douze heures par jour y compris le samedi. Chaque dimanche, je prends mes parents à déjeuner, ma mère qui souffre de la maladie d'Alzheimer, mon père qui est très âgé ; je n'ai jamais de répit… »

La désertion des foyers

Pendant des siècles, les femmes ont été les gardiennes du foyer, disponibles en permanence pour toute la famille. Les soins aux enfants comme ceux aux personnes âgées leur incombaient tout naturellement.

Puis, dès le milieu du XXe siècle, elles ont conquis le monde du travail. Maintenant, productives et efficaces, elles y sont bien présentes.

Il y a bien des raisons à cela. Ce n'est pas l'objet de ce livre d'en débattre, mais le constat s'impose : on se bat pour trouver des places dans les crèches pour les bébés, et les personnes âgées vivent comme elles peuvent, trop souvent solitaires. Question de société ? Certes. Mais on ne peut nier que cet état de fait est aussi la conséquence de la dévalorisation des activités ménagères et familiales. À tel point que les emplois familiaux dont on a tant besoin sont désertés.

Assumez au mieux la situation

La tâche est rude, psychologiquement et parfois aussi physiquement. Vous le savez, le besoin d'assistance de votre parent peut durer des mois, des années. Pour tenir le coup, ne pas mettre en péril votre santé ni votre propre vie de famille, il est essentiel de prendre un peu de recul par rapport à la situation.

• Entrez dans son univers

Selon son état de santé et son type de dépendance, votre parent vit dans un monde à lui, jalonné de points de repères ténus : la toilette, les repas, la visite de l'aide ménagère... Son rythme de vie se ralentit considérablement, à l'image de ses fonctions vitales.

Le moindre changement dans le rythme de ses journées peut le perturber et lui demander d'énormes efforts d'adaptation. La moindre chose prend des allures d'événement.

Il devient lent alors que nous sommes toujours pressés, il ressasse le passé alors que nous sommes orientés vers l'avenir : c'est à nous de l'accepter et de nous adapter.

La patience est le mot clé de la prise en charge d'une personne âgée dépendante.

• Forgez-vous une carapace

L'indifférence, les insultes, les gestes agressifs font parfois partie du tableau clinique d'une personne âgée qui souffre de démence. Intellectuellement, nous le comprenons bien, nous savons que c'est la maladie qui en est responsable et que notre parent n'est en rien coupable envers nous. Mais lorsque nous sommes directement concernés, c'est notre affectivité qui est touchée, et c'est une épreuve difficile.

Lorsque l'inconscient ne fait plus barrage

Blanche, 83 ans, souffre de troubles mentaux depuis plusieurs années. Chaque dimanche, elle déjeune chez son fils et sa belle-fille. Un jour de novembre, au milieu du repas, elle demanda à son fils : « Et vous avez une maman ?» Quelques instants plus

tard, elle se retourne vers sa belle-fille, la regarde et lui dit calmement : « Vous êtes vraiment très laide. »
Chez les enfants de Blanche, c'est d'abord la consternation, puis la colère. « Quand je pense que nous la prenons tous les dimanches et qu'elle ne me reconnaît plus, c'est bien la peine ! » se plaint son fils. « Moi, dimanche prochain, je ne reste pas, si c'est pour me faire traiter comme cela » prévient sa belle-fille.
Le lendemain, Blanche insulte la jeune fille venue lui tenir compagnie l'après-midi, qui s'en va en pleurant.
Les mois ont passé, et cette attitude s'est reproduite plusieurs fois. La famille de Blanche en a pris son parti. Elle a maintenant la sagesse nécessaire pour ne pas relever, et même pour ne pas « entendre » les propos blessants. C'est la meilleure façon de se protéger.

Claude griffe l'aide-soignante qui vient le coucher, Corentin confond sa fille et sa petite-fille, Louis frappe avec sa canne l'infirmière qui vient soigner ses escarres, Simone apparaît toute nue dans le salon de sa fille qui reçoit des amis…

La non-reconnaissance d'un proche est l'un des signes des démences séniles. Comme les réflexions méchantes : l'inconscient ne forme plus de barrières, et la personne dit ce qu'elle pense sans avoir conscience de blesser.

« On ne peut pas demander à un cul-de-jatte de faire du saut de haies » répète souvent ce médecin aux familles en plein désarroi pour leur donner une explication imagée. On ne peut pas demander à notre parent qui a perdu une partie de ses facultés mentales d'agir comme s'il était en pleine possession de ses moyens.

Nous avons de la peine à admettre que notre parent ne vit plus sur le même mode que nous, qu'il n'a pas la même conscience des mots et des actes, qu'il n'a plus de jugement ni de libre arbitre. Nous devons faire notre deuil de la relation perdue et de l'espoir de guérison.

L'agressivité est un moyen de défense psychologique contre la souffrance et la peur. Peur de souffrir, peur d'être abandonné, peur de mourir…

Comment réagir ? Chacun peut trouver sa formule pour dédramatiser : faire semblant de ne pas entendre les propos blessants, ne pas relever les gestes violents, rebondir en plaisantant… La violence verbale ou physique est évidemment la pire des réactions.

• Cherchez les aspects positifs

Lorsqu'on s'occupe d'une personne âgée dépendante, on peut avoir le sentiment d'un don à sens unique. Cela entraîne évidemment des frustrations. Alors, autant optimiser et chercher à définir les agréments de cette situation.

Véronique qui vient déjeuner chaque midi avec son père paralysé confie : « Avec lui, je retrouve des plaisirs simples et immédiats : apprécier un bon plat, admirer un ciel d'été… Je relativise beaucoup, je m'énerve moins pour des choses qui n'en valent pas la peine. »

Anne-Claire qui s'occupe deux jours par semaine de sa mère touchée par la maladie d'Alzheimer dit : «Je fais mon devoir, je suis utile. » Bien sûr, cette réflexion prononcée avec tristesse est une forme de consolation devant un être que son esprit a abandonné, qu'il faut langer et nourrir comme un bébé. Tentez de vous focaliser non pas sur les facultés perdues, mais sur les facultés conservées. Vivez avec intensité les bons moments du présent.

• Gérez les aspects financiers

La dépendance coûte cher : 1 heure de surveillance correspond à un peu moins de 10 € (65 F) et il faut prévoir un budget mensuel de 3 050 € à 4 570 € (20 000 F à 30 000 F) pour une garde permanente à domicile. Les prix de pension dans les établissements pour personnes âgées dépendantes sont en moyenne de 2 200 € (environ 14 400 F) par mois.

Bien souvent les personnes âgées ne disposent pas d'un budget suffisant pour faire face à leur dépendance. Alors, elles ou leurs proches doivent choisir la solution « la moins pire » en fonction de leurs ressources.

La garde permanente à domicile qui constitue la meilleure solution n'est pas à la portée de tous. Alors, il faut bien trouver des aménagements avec les moyens du bord.

« Je voulais garder l'appartement de ma mère intact lorsqu'elle est partie en maison de retraite, pour le cas très hypothétique où son état s'améliorerait, mais j'ai dû le vider et le louer, car nous ne pouvions assumer sa pension » regrette Marie-Claire.

Solène a dû demander à son père de vendre sa petite maison au bord de la mer qu'il aimait tant pour pouvoir payer la garde à domicile.

Quelles solutions trouver ?

- la location ou la vente des biens de la personne afin de constituer des revenus ou un capital,

- la contribution de la famille. C'est le premier recours. D'ailleurs la loi oblige les enfants à subvenir aux besoins de leurs parents (rendez-vous page 201),

- les aides sociales et fiscales (rendez-vous page 155) qui permettent de bénéficier de services et d'allocations.

• **Ménagez-vous**

Vos journées n'ont que 24 heures et si vous cumulez les fonctions, vous ne pourrez pas tout assumer. Fixez-vous des priorités. Faites des « impasses » sur les aspects matériels pour privilégier le relationnel. Par exemple : si vous allez passer une heure avec votre parent, restez près de lui pour lui parler, l'écouter, lui tenir la main, et tant pis si sa chambre est mal rangée, et le ménage oublié.

À vouloir tout faire, être irréprochable, vous risquez votre santé. Que deviendra votre parent si vous flanchez ?

Il n'a pas écouté l'alerte

Yves est agent immobilier dans une station balnéaire. Sa mère, âgée de 79 ans, a de graves troubles du comportement à la suite d'un accident vasculaire cérébral ; elle est placée dans une institution dans la ville voisine, à 40 km. Yves travaille toute la journée, mais il va voir sa mère tous les soirs. Fils unique et célibataire, il s'y sent obligé. Il fait 80 km par tous les temps. Il est vite très fatigué, mange mal, dort peu. Inquiété par des maux de tête terribles, il se décide à consulter un médecin qui, ayant diagnostiqué une forte hypertension, lui prescrit des médicaments et lui recommande de se reposer. Yves ne suit pas le conseil. Une nuit, Yves est terrassé par une hémorragie cérébrale. Il a 54 ans et il est maintenant hémiplégique.

• Reconnaissez vos limites

À un certain degré de dépendance de votre parent, vous ne pouvez pas tout faire vous-même. Acceptez de vous décharger d'une partie des tâches, de vous dégager d'une présence continue. Une aide ménagère, une aide-soignante, une « papy-sitter » vous permettront de vous accorder un peu de temps libre (rendez-vous page 155 pour connaître les aides sociales et fiscales).

C'est indispensable pour décompresser et être plus apte à affronter la pression de votre vie quotidienne. Faites jouer la solidarité familiale, les relations de voisinage pour vous permettre de vous échapper un peu.

• Faites participer la famille

Votre entourage sait combien vous êtes présent et attentionné auprès de votre parent. Si vos proches vous proposent de l'aide, acceptez-la. Ils ne la proposent pas ? Demandez ! Qui pourra vous reprocher de vouloir souffler un peu ?

J'ai passé le relais

« J'avais beaucoup travaillé toute l'année et je m'apprêtais à partir en vacances lorsque la personne qui s'occupait de ma mère de 85 ans est tombée malade. Impossible au mois d'août de trouver une remplaçante. Alors j'ai pris ma mère chez moi. Au bout de trois semaines, je n'en pouvais plus : elle faisait des caprices, refusait de manger, de se laver, de se promener, me faisait mille reproches parce que je ne savais pas m'y prendre pour l'habiller... J'ai craqué. J'ai demandé à une de mes cousines de prendre le relais. Elle a accepté tout de suite. J'ai accompagné Maman chez elle. Tout s'est bien passé, Maman s'est adaptée sans problème... et s'est montrée d'une compagnie charmante, paraît-il. J'ai pu prendre une semaine de vacances avant de recommencer à travailler. »

UN DANGER : LA CULPABILITÉ

La famille qui est responsable d'une personne âgée dépendante est le plus souvent très consciente de ses devoirs. Elle souhaite par-dessus tout le bien-être de celui ou celle qu'elle doit protéger. Mais comment savoir si l'on fait assez, si on a choisi la bonne solution ?

Il n'existe pas de barème universel. Chaque cas est particulier.
Vous ne pouvez pas lui rendre la jeunesse et la santé. Mais vous pouvez, et c'est essentiel, lui apporter la sécurité et la tendresse.
Vous pensez que vous n'en faites pas assez et vous vous culpabilisez ? N'oubliez pas que fatigue = énervement = impatience. Et si vous bousculez votre parent, si vous le placez en face de sa dépendance en mettant l'accent sur ses faiblesses, il en souffrira et vous vous en voudrez encore davantage.

La qualité de la présence compte plus que la quantité. Il est bien préférable pour votre parent de vous voir une demi-heure souriant et disponible que deux heures tendu et nerveux.

Mais la culpabilité a de multiples aspects.
Justin a 82 ans et il vient de perdre sa femme ; un mois après, il se casse le fémur. L'immobilisation entraîne des escarres qui cicatrisent mal car il est diabétique. Il faut l'opérer de la prostate, mais son état général est trop altéré. L'hôpital où il est soigné l'adresse à une maison de convalescence pour le remonter avant l'intervention. Il ne s'y plaît pas, refuse de s'alimenter et pleure souvent. Sa belle-fille avoue : « Je sens bien que je devrais proposer à mon mari de prendre son père chez nous, mais il a un caractère autoritaire, très difficile, et je sais que je ne pourrai pas le supporter. J'ai honte de le dire, mais je crains, s'il s'installe à la maison, de perturber ma vie de couple, mais d'un autre côté, je crains aussi que mon mari ne me reproche un jour de ne pas l'avoir pris… »
Prise en étau entre la crainte de ne pas supporter son beau-père et la crainte des reproches de son mari, cette jeune femme se sent perdue, coupable et malheureuse. Pourtant, elle a raison de ne pas s'engager, car il faut savoir refuser des solutions qui ne sont pas supportables.

• Réglez les relations familiales

« Ma mère ne nous reconnaît plus, nous avons des problèmes pour la faire garder, et tout le monde s'eng... » répond Marie-Jeanne à une de ses amies qui prend de ses nouvelles.

Devant la vieillesse et la dépendance de leur parent, les conflits éclatent souvent entre les enfants. Conflits ouverts, disputes, réflexions mais aussi non-dits et silences lourds de reproches.

L'idéal est de partager équitablement la charge, les responsabilités et la participation financière entre les frères et sœurs. Voilà pour le principe, mais en réalité ? Les circonstances en décident souvent autrement. La proximité géographique, les liens affectifs, le niveau de revenus, la situation de famille des uns et des autres interviennent. Le caractère aussi. Viviane, interprète de conférence qui sillonne le monde entier onze mois sur douze, a laissé à sa sœur France, mère de famille au foyer, le soin de s'occuper de leur mère. Mais elle compense par une contribution financière importante qui rétribue une garde à domicile quasi permanente. Elles ont réussi à trouver un arrangement. Mais que se serait-il passé si France avait, elle aussi, mené une vie trépidante au loin ? Il n'existe pas de solution toute faite : chaque famille doit s'organiser en fonction de son schéma. L'essentiel est que personne ne se sente lésé. Le sentiment d'injustice est un véritable poison qui peut détruire une famille jusque-là harmonieuse.

Parlons aussi des questions d'argent. Car l'intérêt n'est pas toujours absent de la prise en charge. On peut considérer comme normal d'attribuer une rémunération au membre de la famille qui arrête de travailler pour s'occuper de son parent dépendant à partir du moment où la décision est acceptée de tous. Mais il arrive parfois que la rémunération soit « souterraine » : Jacques, le benjamin d'une fratrie de trois enfants, était très proche de ses parents. Il leur rendait visite chaque jour. Son frère aîné vivait à l'étranger, le second, avocat international, était toujours en voyage. Jacques profitait de ses fréquentes visites à ses parents pour se plaindre de ses finances, et demander un peu d'argent… « Il est si gentil, nous ne pouvons rien lui refuser » disaient ses parents. C'est ainsi plus de 60 000 € que Jacques a reçu en quatre ans, petit à petit, par chèque de 3 000, 4 000 €. C'est au décès de leurs parents que les frères de Jacques ont découvert ces dons. Le règlement de comptes a eu lieu chez le notaire, à l'ouverture de la succession. Si les comptes sont maintenant équitables, les relations familiales ne sont pas au beau fixe.

Quand ce ne sont pas des espèces, ce sont les avantages en nature qui sont cause de conflit : Hervé occupe un appartement qui appartient à sa mère, sans lui payer de loyer. À sa sœur qui s'en formalise, il répond : « Maman fait ce qu'elle veut. » Alors que la vieille dame est handicapée et dépendante de son fils qui fait pression sur elle.

Autre motif de conflit : le choix d'une solution de vie pour la personne âgée. C'est fréquent : l'un des enfants est prêt à grignoter le capital de son parent pour payer une garde à domicile permanente qui lui assurera une bonne qualité de vie ; un autre refuse de voir fondre une partie de son futur héritage…

Comment éviter autant que possible les conflits qui viennent se surajouter aux problèmes existants ? Vous ne pourrez sans doute pas changer le caractère de vos proches, mais tentez cependant par le dialogue et la franchise de limiter les dérapages, et mettre les choses au point dès le début de la prise en charge.

• Surveillez les « aidants »

Les « soignants » et les « aidants » sont, dans leur grande majorité, des personnes dévouées et intègres. Mais il existe, là aussi, des dérives. Sans tomber dans la paranoïa, soyez vigilant.

Une personne dépendante qui a conservé ses facultés intellectuelles intactes est maîtresse de ses décisions, certes, mais elle n'est pas à l'abri d'un chantage. Est-elle libre lorsque son confort, son bien-être et parfois même sa survie dépendent du bon vouloir d'une tierce personne dépourvue de scrupules ?

Les exemples ne manquent pas de personnes âgées cédant aux exigences de leurs aides :

- cet octogénaire qui accepta que son employée de maison fasse venir de son pays d'origine ses nombreux frères et sœurs, qui occupèrent son appartement, le reléguant dans une chambre de 8 m^2 près de la buanderie,

- cette personne handicapée très fortunée à qui sa « dame de compagnie » réclamait des sommes astronomiques en espèces pour la promener au bois l'après-midi...

La personne âgée dépendante n'ose pas se plaindre, par peur de représailles de l'auteur de la pression ; elle craint d'être une cause de souci supplémentaire pour les siens, elle redoute d'être abandonnée ou, pire à ses yeux, d'être placée en institution, loin de son décor favori, confrontée à des visages nouveaux, à un règlement sévère.

La famille ne s'aperçoit pas toujours de la fuite d'argent ; et lorsqu'elle constate les dégâts, les recours sont difficiles, car il faut prouver que la personne âgée était privée d'une partie de ses facultés mentales plusieurs mois, voire plusieurs années auparavant.

Elle ne réalise pas non plus la détresse de la personne âgée qui souffre en silence de sa dépendance et cherche le plus possible à se faire oublier.

Pour éviter ou tout du moins limiter toute tentative de chantage ou de pression sur votre parent, faites-vous connaître des auxiliaires de santé et des aides à domicile qui interviennent auprès de votre parent et faites comprendre que vous veillez très attentivement à son bien-être et à sa sécurité.

Le mariage d'Edmond

Edmond a 83 ans lorsqu'il perd sa femme. Sa santé est fragile, il craint de vivre seul et a besoin d'une personne à demeure pour s'occuper de son appartement. La personne qui se présente est aimable, gaie, jolie, et elle a 33 ans. La maison est bien tenue, Edmond se promène avec elle tous les après-midi et sa santé s'améliore. Ses enfants se réjouissent de cette situation et répètent que leur père a trouvé une « perle ». Jusqu'au jour où il leur annonce qu'il va l'épouser. Le mariage a lieu. Deux ans plus tard, Edmond meurt. Ses enfants découvrent qu'il a fait une donation à sa jeune femme, qui hérite d'une partie des biens d'Edmond. Ils ont décidé d'intenter un procès à leur belle-mère qu'il accusent d'avoir abusé de l'état de faiblesse de leur père. Il est probable que la gouvernante a fait pression pour obtenir le mariage, mais Edmond, malgré sa santé chancelante, avait gardé ses facultés mentales. Est-ce en toute conscience qu'il a enlevé à ses enfants au profit de sa femme une part de son héritage ? Était-il conscient de les léser ? Avait-il des raisons plausibles de le faire ? L'avenir dira si la justice peut répondre à ses questions.

• Informez-vous et communiquez

Pendant très longtemps, les familles responsables de la prise en charge d'un parent dépendant se sont senties seules face à leurs problèmes, obligées de se débrouiller avec « les moyens du bord », privées d'informations et de soutien.

Ce n'est plus le cas aujourd'hui. Le nombre des personnes âgées dépendantes augmentant très sensiblement, la société se structure face à ce « marché » de l'âge et de la dépendance qui devient un enjeu national pour ne pas dire international.

Les services se multiplient, les matériels pour personnes âgées et handicapées se perfectionnent : l'évolution est rapide.

Il est donc souhaitable que vous puissiez vous informer régulièrement de toutes les possibilités d'aides ou d'aménagement dont votre parent et vous-même pourriez bénéficier. Deux pistes pour vous :

- le salon Autonomic, qui a lieu chaque année en juin à Paris : les associations, les fabricants de matériels spécialisés, les prestataires de services s'y réunissent pendant trois jours ; des assises sont organisées pendant le salon. L'entrée est gratuite. Renseignez-vous auprès de l'ADES (rendez-vous au carnet d'adresses page 282).

- les associations : elles dispensent des informations, des conseils en fonction de la pathologie de votre parent et donnent aussi la possibilité de partager des expériences entre familles. Votre parent lui-même, s'il y est apte intellectuellement, peut trouver un réel réconfort à contacter une association de personnes souffrant des mêmes maux que lui (rendez-vous au carnet d'adresses page 272).

• **Déchargez votre souffrance**

Si votre souffrance morale vous accable, si vous vous sentez seul et démuni face à votre fardeau, confiez-vous, extériorisez vos sentiments négatifs. Un psychothérapeute peut vous aider à surmonter vos difficultés et à ne pas céder à l'angoisse de l'effet-miroir. Rapprochez-vous d'associations (rendez-vous au carnet d'adresses page 272) ; elles vous réconforteront et vous donneront des informations utiles : adresses, conseils, renseignements sur les progrès de la science pour la pathologie de votre parent, conférences, organisation de rencontres, échanges d'expériences, écoute, informations sur les aides et les démarches à entreprendre…

J'ai frôlé la dépression

Catherine, divorcée depuis huit ans, s'occupe beaucoup de ses deux parents âgés de 92 et 88 ans, valides, mais dont l'état de santé fragile nécessite beaucoup d'attention. Elle travaille à mi-temps pour être plus disponible pour eux et leur consacre tout son temps libre, négligeant ses propres loisirs. Sa mère se plaint sans cesse de son grand âge, de ses rhumatismes, assure qu'elle serait mieux au cimetière… Le médecin lui a prescrit un léger antidépresseur, mais la vieille dame refuse de le prendre. Catherine confie : «J'étais au bord de la dépression, d'autant que mes deux enfants venaient de quitter la maison pour s'installer dans leur vie. C'est une de mes amies d'enfance qui m'a aidée, en insistant pour que je l'accompagne chaque semaine à un cours de gymnastique, et pour que je consulte un psychologue. Cela me fait du bien de m'occuper un peu de moi et de pouvoir parler sans retenue. »

Les aides financières accordées aux proches

Les personnes qui prennent en charge en totalité ou en partie une personne âgée dépendante bénéficient de mesures fiscales, qu'elles soient ou non membres de sa famille.

L'abattement sur la taxe d'habitation

Vous pouvez bénéficier d'un abattement sur la taxe d'habitation que vous acquittez pour votre résidence principale au titre des charges de famille si vous accueillez votre père ou votre mère âgé(e) de plus de 70 ans ou infirme, à la condition qu'il(elle) ait des revenus inférieurs à 6 928 € (45 444,70 F) pour la première part du quotient familial, majorés de 1 851 € (12 141,76 F) pour chaque demi-part supplémentaire.

Cet abattement est variable selon les communes.

- **Où vous adresser ?**

Contactez votre centre des impôts.

La déduction de la pension alimentaire versée à votre parent

Si vous versez une pension à votre parent dans le besoin, ou si vous acquittez tout ou partie de ses frais de séjour en maison de retraite, soit de votre plein gré soit à la suite d'une décision de justice, en vertu de l'obligation alimentaire (rendez-vous page 201), vous avez le droit de déduire de votre revenu global les sommes que vous lui avez versées, à condition de pouvoir les justifier.

La personne à laquelle vous versez cette pension n'a pas à la déclarer dans ses propres revenus.

Si votre parent vit chez vous, il bénéficie de prestations en nature (chambre, salle d'eau, nourriture, entretien du linge...) ; dans ce cas, vous pouvez déduire de vos impôts une somme forfaitaire de 2 765,43 € (18 140 F) sans avoir à donner de justificatifs.*

À NOTER : l'obligation alimentaire ne s'applique qu'à vos ascendants, pas à vos oncles, tantes, frères, sœurs, cousins, même

---

* Ce montant fixé pour les revenus de l'année 2000 est actualisé chaque année. Au moment où nous imprimons cet ouvrage, nous n'avons pas encore le montant pour l'année 2001.

s'ils sont handicapés. En conséquence, cette déduction fiscale ne concerne pas les pensions que vous versez aux membres de votre famille autres que vos père et mère, grand-père, grand-mère, beau-père, belle-mère.

La déduction des frais d'accueil des personnes de plus de 75 ans

Vous pouvez bénéficier d'une déduction d'impôt si vous accordez des avantages en nature à une personne âgée de plus de 75 ans envers laquelle vous n'êtes pas tenu par l'obligation alimentaire (rendez-vous page 201). Il peut donc s'agir d'un oncle, d'une tante, d'un frère, d'une sœur, d'un cousin, d'une cousine, ou encore d'une personne étrangère à votre famille.

• **Les conditions à remplir :**

La personne hébergée doit :

- être âgée de plus de 75 ans,
- habiter en permanence chez vous,
- avoir des revenus imposables inférieurs au plafond annuel de ressources fixé pour l'attribution de l'allocation supplémentaire du fonds de solidarité vieillesse ou du fonds spécial d'invalidité, soit 6 699,68 € (43 947 F) pour une personne seule, et 11 735 € (76 977 F) pour un couple.

À NOTER : si vous hébergez un couple, les conjoints doivent tous les deux avoir plus de 75 ans pour que vous puissiez bénéficier de la double déduction.

• **Le montant de la déduction**

Les frais d'accueil sont déductibles pour leur montant réel dans la limite de 2 765,43 € (18 140 F) pour une personne seule et de 5 5530,86 € (36 280 F) pour un couple.

Par exemple, si vous avez dépensé pour votre parent 2 591,63 € (17 000 F), vous déduisez cette somme, mais si vous avez dépensé 3 582,55 € (23 500 F), vous ne déduisez que 2 765,43 € (18 140 F).*

---

* Voir note page 249.

• La procédure à suivre

Portez le montant des frais déductibles sur le formulaire de déclaration de revenus.

La prise à votre charge d'une personne invalide

Si vous hébergez gratuitement et en permanence une personne invalide, vous pouvez la compter à votre charge même si elle n'a aucun lien de parenté avec vous, et quel que soit son âge.

• Les conditions

La personne handicapée que vous hébergez doit être titulaire d'une carte d'invalidité.

• La marche à suivre

En remplissant votre déclaration de revenus, comptez une demi-part pour la personne invalide hébergée, et n'oubliez pas de porter le montant de ses revenus sur le formulaire ; ils se rajouteront aux vôtres, comme ceux de vos autres personnes à charge.

LE BONUS DES ENFANTS DÉVOUÉS

Vous avez pris en charge votre père ou votre mère âgé et dépendant, sacrifiant votre vie professionnelle, votre vie privée. Ou encore vous avez investi la majeure partie de vos revenus dans la rémunération d'une aide à domicile ou le paiement d'une pension de maison de retraite. Votre générosité peut être reconnue et gratifiée par la loi. La jurisprudence commence à reconnaître un droit spécifique aux enfants qui prennent soin de leur parent malade, handicapé ou très âgé. Ils peuvent avoir droit, au décès de ce parent, à une indemnité prélevée sur la succession avant tout partage entre les autres héritiers. Ainsi, la Cour de cassation a attribué, en 1999, une indemnité de 80 000 F et une autre de 313 000 F à deux enfants qui avaient pris en charge leur parent.

Attention, cette indemnité n'est attribuée qu'à certaines conditions : votre engagement auprès de votre parent doit dépasser la solidarité familiale. Vous devez pouvoir prouver que votre investissement en temps et/ou en argent vous a appauvri et a permis à votre parent de réaliser des économies.

Les allocations logement

Elles sont attribuées d'après plusieurs critères : montant des revenus, région géographique, et composition de la famille.

Si vous hébergez chez vous une personne âgée handicapée qui est effectivement à votre charge, n'oubliez pas de le mentionner dans les formulaires de demande d'aides au logement.

VOS QUESTIONS/NOS RÉPONSES

• *J'ai recueilli à mon domicile ma belle-mère, qui est âgée de 83 ans et qui ne peut plus vivre seule. Puis-je bénéficier aussi de l'abattement sur la taxe d'habitation ?*

Oui, il est également accordé pour le père ou la mère du conjoint du contribuable.

• *Je déduis de mes revenus la somme que je dépense pour ma sœur âgée de 86 ans qui vit chez moi. Lorsque je remplis sa déclaration à elle, dois-je déclarer cette somme avec ses revenus ?*

Non, car le fisc considère qu'il s'agit de libéralités, c'est-à-dire d'un don.

• *J'héberge chez moi ma tante de 86 ans, invalide. Puis-je bénéficier à la fois de la majoration de mon quotient familial, puisqu'elle est invalide, et de la déduction prévue pour l'accueil d'une personne de plus de 75 ans ?*

Non, ces deux avantages fiscaux ne sont pas cumulables. Faites vos comptes pour savoir quel est celui qui vous est le plus favorable.

9

La prévention de la dépendance

Dans ce chapitre :

La prévention physique

La prévention financière

Les choix de vie

Le mythe de l'éternelle jeunesse est un leurre. On n'échappe pas à son âge. Même si l'esprit est alerte, même si l'expérience et la sagesse qu'elle octroie sont un formidable privilège, et même si la cosmétologie et parfois la chirurgie plastique en ont gommé les marques les plus flagrantes, l'état civil est toujours là pour rappeler que le temps passe et qu'il passe vite.

Lorsque nous accompagnons nos propres parents dans les dernières années de leur vie, nous sommes confrontés à l'effet-miroir : la vue de leur grand âge et de leur dépendance nous projette dans notre propre avenir, et c'est nous que nous contemplons à travers eux, âgés et dépendants. « J'espère que je ne serai pas comme cela » est une réflexion unanime chez les familles qui prennent en charge un de leurs parents, et parfois les deux. « Cela me fait flipper de voir Mamie ainsi » confie une adolescente à sa mère. Sous-entendu : «Pourvu que tu ne deviennes pas comme cela à ton tour et que je soie obligée d'assumer. »

Qui n'a jamais, ne serait-ce qu'un instant, envisagé sa propre maladie et sa propre dépendance ? On y pense, et puis le cours de la vie nous entraîne vers d'autres horizons heureusement plus gais. Vivre dans la crainte d'un futur pavé d'inconnues nous gâcherait probablement la vie, mais la politique de l'autruche, le refus d'admettre que nous prendrons de l'âge et que nous en subirons peut-être les effets risque de nous exposer (nous et nos proches) à des surlendemains difficiles.

On peut penser que les progrès de la recherche médicale permettront, dans les prochaines années, de prévenir et même de guérir les maladies les plus invalidantes comme les démences séniles, et en particulier cette terrible maladie d'Alzheimer qui fait si peur, à juste titre.

Mais cette espérance légitime ne doit pas toutefois nous détourner de la perspective de notre propre vieillesse et nous empêcher de prendre des dispositions parfois toutes simples pour protéger notre avenir.

Comment éviter les méfaits graves de l'âge, ou du moins retarder le plus possible leur apparition ?

Comment nous mettre à l'abri, financièrement, si la maladie ou la dépendance nous accablent un jour ?

Comment éviter à nos enfants le souci de nous prendre à leur charge ?

Sans devenir hypocondriaques, la prudence nous conseille de veiller à notre santé.

Et sans nous transformer en fourmis, cette même prudence nous recommande de prévoir notre avenir financier.

LA PRÉVENTION PHYSIQUE

Notre destin ne nous appartient pas complètement. Les aléas de la vie, que l'on nomme hasard ou destin, et notre hérédité en sont, en grande partie, les facteurs déterminants. Mais nous pouvons aussi, par notre hygiène de vie, préserver le plus longtemps possible notre santé.

La prévention a pour limites celles des connaissances actuelles de la médecine. Ces limites reculent chaque année un peu plus. Rendons hommage aux chercheurs en mettant à notre profit leurs découvertes. Un grand nombre d'entre elles permettent de vieillir en meilleure forme, d'éviter les accidents et leur cortège de conséquences néfastes. On sait aujourd'hui dépister et soigner l'hypertension, cause d'hémorragies cérébrales entraînant paralysie, aphasie, troubles de la conscience… Chez les femmes, on prévient, par un traitement hormonal substitutif, l'ostéoporose génératrice de fragilité osseuse, elle-même cause de fractures invalidantes. Ce ne sont là que deux exemples parmi bien d'autres. Chaque année apporte son lot de découvertes, d'espoirs et de réussites. En ce tout début de XXIe siècle, on évoque la DHEA qui nous permettrait non pas de vivre plus longtemps, mais de vivre en meilleure forme.

Le B. A. BA de la prévention consiste en une surveillance médicale annuelle. Bien des pathologies sont sans gravité si elles sont dépistées et soignées à temps. Votre médecin traitant peut jouer un rôle primordial dans cette prévention : il connaît votre hérédité, vos points faibles, votre style de vie, vos préoccupations. Il vous prescrira sans doute des bilans biologiques réguliers pour compléter la surveillance et vous donnera quelques conseils d'hygiène de vie :

- une alimentation équilibrée qui évite l'embonpoint, facteur de risques cardio-vasculaires entre autres,
- une activité physique modérée et régulière qui maintient les articulations souples et la musculature tonique, garants de votre forme.

Sans oublier l'activité intellectuelle (lecture, mots croisés, scrabble, échecs...) et la vie sociale (amis, famille, associations, œuvres caritatives...) qui stimulent l'esprit. Exercez votre mémoire, c'est la meilleure façon de la maintenir en bon état. Utilisez au maximum vos facultés intellectuelles et physiques. Les sens qui sont stimulés se dégradent moins vite.

À 20 ans, la santé, la forme, la beauté sont des cadeaux de la nature. Passé 50 ans, il faut les conquérir par l'attention et la volonté.

On ne peut pas toujours se préserver des chagrins, des soucis et des stress. Mais on peut en revanche tenter d'optimiser tout ce qui est positif.

CHECK-LIST DE LA SURVEILLANCE

- Consultez votre médecin et votre dentiste au moins une fois par an.
- Veillez à votre alimentation.
- Privilégiez votre sommeil.
- Restez actif sans vous surmener.
- Éliminez le plus possible les causes de stress.
- Aménagez-vous un cadre de vie agréable.

LA PRÉVENTION FINANCIÈRE

La hantise de beaucoup d'entre nous est de devenir dépendants financièrement de nos enfants ou, s'ils n'ont pas les moyens de subvenir à nos besoins, d'être à la charge de la société et de vivre dans un environnement qui ne nous convient pas.

Envisager son quatrième âge sans occulter le risque de la dépendance est une mesure de sagesse qui peut nous rassurer et nous permettre de prendre de l'âge avec plus de sérénité.

La première étape consiste à établir notre bilan retraite afin de savoir approximativement le montant de la pension à laquelle nous aurons droit au moment de notre cessation d'activité. À 50 ans, toute notre carrière n'est pas encore jouée : nous pouvons peut-être espérer une promotion accompagnée d'une augmentation de salaire, ou au contraire redouter un licenciement. Mais ce bilan permet néanmoins d'avoir une idée de nos futures ressources, et d'orienter éventuellement notre épargne et nos placements pour nous assurer des revenus complémentaires.

Ensuite, on peut penser à la possibilité de souscrire, à titre individuel, un contrat d'assurance pour se garantir une rente si la dépendance survient.

La forme la plus courante est le contrat de prévoyance : l'assuré cotise, mais il ne récupère pas les primes versées si le risque ne survient pas.

Les conditions à remplir sont généralement strictes :

- limite d'âge : 70 ans maximum, parfois 75 ans,
- état de santé : attestation sur l'honneur, questionnaire médical ou même visite médicale obligatoire.

Les compagnies proposent plusieurs niveaux de rentes, variant de 153 à 2 305 € (1000 à 15 000 F) par mois. Le montant des cotisations est bien entendu proportionnel au niveau de rente choisi, avec une pondération en fonction de l'âge de l'adhérent au moment de l'inscription. Ce montant des primes est revu chaque année et indexé sur l'indice des prix à la consommation.

À NOTER : les rentes versées dans le cadre d'un contrat assurance dépendance ne sont pas imposées à l'impôt sur le revenu, mais les primes versées ne sont pas déductibles.

Il faut savoir qu'un délai est toujours appliqué entre la signature du contrat et le versement des prestations si la dépendance est installée : 3 ans en cas de troubles neurologiques, 1 an pour les autres cas. Ajoutons en plus un délai de franchise qui peut être de 3 mois entre le jour de la reconnaissance de la dépendance et le premier versement.

Sachez que pour l'octroi de la rente, les compagnies d'assurances font une distinction entre la dépendance totale et la dépendance partielle. Or, les critères d'appréciation de la dépendance totale ne sont pas, pour l'instant, officiellement définis, et il n'existe pas d'uniformisation dans ce domaine. Chaque compagnie a ses propres critères qui peuvent donc sensiblement varier de l'une à l'autre.

Toutes les compagnies prennent en charge la dépendance totale, c'est-à-dire les personnes qui sont dans l'incapacité d'effectuer de façon autonome la majorité des actes essentiels de la vie courante.

Mais nombreuses sont celles qui n'assurent pas la dépendance partielle, c'est-à-dire l'incapacité d'effectuer une partie seulement des actes du quotidien. Or, sauf accident, la dépendance partielle est une étape du processus. La dépendance totale s'installe presque toujours progressivement. Des mois, voire des années peuvent s'écouler entre les premiers troubles qui alertent l'entourage et l'installation de la dépendance totale. Cela signifie que pendant toute cette période d'évolution de la dépendance, la personne n'est pas prise en charge par l'assurance. Il faut donc qu'elle, ou sa famille, puisse assumer financièrement les conséquences de la maladie.

• Où vous adresser ?

La plupart des compagnies d'assurances traditionnelles, des mutuelles et des institutions de prévoyance proposent ce type de contrat. Contactez votre compagnie d'assurances, mais comme toujours, vous avez intérêt à bien étudier les clauses du contrat (encadré ci-contre).

POINTS À ÉTUDIER AVANT DE SOUSCRIRE UNE ASSURANCE DÉPENDANCE

- Montant de la rente annuelle
- Montant des primes
- Prise en charge de la dépendance partielle
- Délai de versement des prestations entre la souscription de l'assurance et la survenue de la dépendance
- Périodicité du versement des prestations (mensuelle ou trimestrielle)
- Délai de franchise entre la reconnaissance de la dépendance et le premier versement.

L'assurance dépendance peut être considérée comme une aide intéressante, mais elle ne résout pas tous les problèmes financiers posés par la dépendance. Envisagez si possible des formes d'épargne qui permettront de vous garantir des revenus, en cas de nécessité, pour l'emploi d'une personne à domicile, ou le paiement d'une pension dans une institution spécialisée.

LES CHOIX DE VIE

Lorsque les enfants quittent le nid familial, lorsque le couple prend sa retraite, il est fréquent d'envisager un autre style de vie. C'est bien naturel. On a 60 ou 65 ans et de multiples projets. C'est pour beaucoup un nouveau départ très prometteur. Et on rencontre heureusement des septuagénaires épanouis découvrant avec délices de nouveaux horizons.

À l'heure de ce changement de cap, il est prudent d'envisager le lointain avenir. Caroline, 52 ans, s'inquiète : « Mes parents, à la retraite, ont quitté leur appartement en ville pour une maison dans un village. Le village est mal desservi par les transports en commun, la maison a deux étages. Ils ont aujourd'hui 77 et 75 ans et sont en pleine forme, mais s'ils ont un quelconque handicap, ce sera difficile pour eux. » Avec des « si », on ne ferait jamais rien. C'est l'avis de Lionel, 65 ans, marin dans l'âme, qui vient d'acheter un minuscule pied-à-terre au

5e étage sans ascenseur pour vivre le plus clair de son temps sur son bateau.

Bien sûr, on peut toujours envisager un déménagement. En théorie, car en pratique, ce n'est pas simple, lorsqu'on est âgé, de déménager.

Bref, la prudence dicte de faire des choix de vie avec en ligne de mire l'éventuelle nécessité de faire face, si ce n'est à la dépendance, du moins aux inconvénients du grand âge.

10

Le bout du chemin

Dans ce chapitre :

Il est dans l'ordre des choses que les parents partent avant leurs enfants. Mais si cette théorie est bien présente dans nos esprits, le sujet est délicat à aborder, tant il est empreint de douleur et d'angoisse.

Votre parent est au crépuscule de sa vie. Un jour, inéluctablement, il vous quittera. Vous le savez bien, mais vous en repoussez l'idée. Il sera bien temps, le moment venu, d'y être confronté. Certes, mais il se peut aussi que votre parent éprouve le besoin d'en parler avec vous.

À L'APPROCHE DU DÉPART

« Quand je ne serai plus là… » dit notre parent.

« Qu'est-ce que tu me chantes ! Tu vas très bien… » répondons-nous, pour le rassurer. Le rassurer, vraiment ? Ne serait-ce pas plutôt pour éluder cette question douloureuse, celle de sa disparition, du vide, et au-delà, de notre propre mort ?

Lorsque votre parent évoque son départ pour l'au-delà, vous percevez bien une crainte dans ses propos ; ne croyez pas qu'il suffit de repousser l'échéance pour le rassurer. Au contraire, laissez-le s'exprimer.

« Il est temps que je te parle, dit Claudine à sa fille un bel après-midi d'automne. Voilà, quand je mourrai, je voudrais que l'on me mette cette chemise de nuit en dentelle que ton père m'avait offerte pour le dernier Noël que nous avons passé ensemble, et puis tu mettras dans mon cercueil des photos de mes petits-enfants… pour la route, ajoute-t-elle en souriant. J'ai écrit une lettre pour vous tous, elle est avec mes papiers dans le tiroir de la commode de ma chambre. Vous l'ouvrirez ensemble, ta sœur et toi, dès que je serai de l'autre côté. Tu sais que je veux être enterrée avec Papa à Saint-Brieuc. » Et puis, quelques minutes plus tard : « Ça m'a fait du bien de t'avoir parlé, je me sens en paix maintenant. »

Dire ce que l'on souhaite, préparer son départ, distribuer ses biens ou faire son testament, recevoir un ministre du culte sont des moyens légitimes de s'apprêter à quitter la scène dignement. Ces expressions de volonté sont libératrices d'angoisse et aident à accepter l'issue, à apprivoiser le destin.

Ces confidences, accueillez-les avec attention : même si elles sont chuchotées dans l'intimité d'une chambre, elles sont solennelles. Les dernières volontés d'une personne sont sacrées.

Vous ressentirez du chagrin, bien sûr, mais curieusement, après les avoir recueillies, vous aussi serez apaisé. « J'étais rassurée de savoir quoi faire le moment venu, et le fait d'agir comme Maman me l'avait demandé après sa mort m'a permis d'être encore plus près d'elle, et d'être allée au-delà des mots » confia la fille de Claudine.

Parfois, les personnes âgées se confient à leurs aidants ou à leurs soignants. N'en soyez pas jaloux, ne reprochez pas à ces tiers une captation d'affection ou de confiance. L'écoute fait aussi partie de leur métier. Votre parent, en vous épargnant ses angoisses, a voulu éviter de vous attrister.

LES SOINS PALLIATIFS

Ils sont partis en douceur, presque sur la pointe des pieds : Louis, 74 ans, fut emporté par une hydrocution alors qu'il se baignait dans la Méditerranée un après-midi de juillet. Marie, 81 ans, s'éteint sur le canapé de son salon, en prenant un petit porto, un soir de septembre.

Hélas, le destin n'est pas toujours aussi généreux, et le passage de vie à trépas est parfois précédé de souffrances physiques et morales.

Aujourd'hui, l'accompagnement de fin de vie, appelé soins palliatifs, est en principe accessible à tous. Ainsi en dispose la loi du 9 juin 1999.

Dans la pratique, les unités de soins palliatifs (USP), qu'elles soient publiques ou privées, accueillent les patients en fin de vie dans des petites structures de dix lits en moyenne. Malheureusement, elles sont peu nombreuses. Des associations de bénévoles peuvent intervenir auprès des malades à leur domicile. Les personnes qui prennent en charge les patients sont des médecins, des infirmières, des psychologues, des aides-soignants, des kinésithérapeutes, ou des bénévoles qui reçoivent une formation adaptée.

La prise en charge de la douleur

L'objectif des soins palliatifs n'est pas d'apporter la guérison ou la stabilisation de la maladie, mais d'assurer un maximum de confort physique et psychologique au patient lorsque son état clinique ne laisse plus d'espoir sur l'issue prochaine.

Les équipes soignantes veillent évidemment au bien-être du malade : chambre propre, calme et aérée, hygiène corporelle irréprochable...

Elles ont aussi pour mission de définir les causes de la douleur, son intensité, afin d'adapter en permanence le traitement médicamenteux. Elles proposent très régulièrement au malade des échelles visuelles afin qu'il exprime ce qu'il ressent.

Par ailleurs, elles soulagent les troubles fréquents quelle que soit la pathologie : les nausées, les vomissements, la constipation, les escarres.

Le soulagement des symptômes physiques

Anorexie, sécheresse buccale et troubles respiratoires sont très courants dans les derniers jours. Ces quelques conseils vous permettront d'apporter un mieux-être à votre parent et de court-circuiter votre propre anxiété en étant actif.

Proposez-lui des boissons chaudes ou fraîches, des aliments liquides (potages, crèmes fluides...), des fruits frais et juteux, selon son désir, pour le nourrir et l'hydrater.

Pour soulager un dessèchement buccal très intense, donnez à votre parent des glaçons aromatisés, ou de l'eau glacée. Pulvérisez de l'eau fraîche dans sa bouche (placez un brumisateur d'eau minérale dans le réfrigérateur). Enduisez ses lèvres de glycérine (en stick, en pharmacie) si elles sont gercées. Des bains de bouche répétés toutes les deux heures apportent une amélioration.

Placez un humidificateur dans la chambre si l'air est trop sec (ou une bassine d'eau bouillante).

Si votre parent souffre de troubles respiratoires, trouvez avec lui la position dans laquelle il respire le mieux ; habituellement, la position mi-assise, dos bien calé avec des oreillers, est la plus efficace. Restez près de lui, tenez-lui la main, parlez-lui doucement, respirez avec lui le plus lentement possible. Rassurez-le pour diminuer son angoisse.

Le soutien psychologique

Lorsque le malade est conscient de l'issue de sa maladie, la douleur morale est parfois plus vive que la douleur physique. L'annonce de la gravité de son état peut induire le déni : «Je me sens beaucoup mieux, les médecins se trompent », ou la révolte : «Si je n'avais pas été soigné par des ânes, je n'en serais pas là », la peur, peur de la souffrance et du néant, puis enfin, l'acceptation plus ou moins sereine. Ces sentiments peuvent se succéder dans la même journée.

C'est par une écoute bienveillante que vous pourrez apporter le plus d'apaisement à votre parent. Et par des paroles de soutien qui laissent une lueur d'espoir, sans toutefois tomber dans l'exagération.

Vous pouvez aussi aider votre parent à faire un bilan positif de sa vie, afin de l'amener à une forme d'acceptation : «Tu nous as élevés, tu nous as aimés, et tu t'es occupé de tes petits-enfants, tu as été un père/une mère merveilleux, tu as beaucoup travaillé, tu as fait une carrière exemplaire… »

Pour certaines personnes, le moment est venu de se réconcilier avec un tiers, ou de délivrer un message aux enfants ou aux petits-enfants. Cette démarche peut leur permettre de s'éteindre en paix.

L'entourage doit bien évidemment respecter les désirs spirituels de son parent et faire appel, s'il le demande, à un ministre du culte. Il arrive parfois qu'une personne non croyante, dans ses derniers jours, se tourne vers la religion ; il est important que sa famille ne s'en offusque pas et ne cherche pas à l'en dissuader.

Dans les dernières heures, si votre parent est conscient, il est essentiel que quelqu'un reste près de lui, lui tienne la main ou le bras, lui parle, et l'aide à exprimer ses peurs. Le fait de se confier lui apportera toujours un soulagement. Mais s'il s'isole et refuse de parler, il faut respecter son attitude, et être présent en silence.

Là encore, comme tout au long de la prise en charge de la dépendance de votre parent, faites-vous aider ; relayez-vous au chevet de votre parent, organisez des tours de garde pour qu'il soit pas seul. Mais il n'est pas certain que le corps médical accepte que vous vous réunissiez à plusieurs au pied de son lit.

• Où vous adresser ?

Contactez la Société française d'Accompagnement et de Soins Palliatifs (SFAP) qui regroupe la majorité des associations existantes et de nombreux professionnels formés pour assurer cet accompagnement (rendez-vous au carnet d'adresses page 284).

Et vous...

Et vous, dans cette épreuve ? Vous faites face, tant bien que mal, à la tourmente des sentiments qui vous assaillent : le chagrin de la perte imminente de votre parent, la crainte de le voir souffrir, le sentiment d'impuissance devant la mort, la culpabilité de ne pas en avoir assez fait, et la peur qui revêt dans ces instants plusieurs visages : peur de recueillir son dernier soupir et, paradoxalement, peur de ne pas être là.

Mais vous êtes présent, fidèle, attentionné.

Vous avez rempli votre devoir, et assuré votre mission de solidarité et d'humanité.

L'EUTHANASIE

« Si jamais je perds la tête, je vous en prie, ne me laissez pas continuer. Je ne veux pas empoisonner la vie de mes enfants et donner le spectacle de ma déchéance... » Ce genre de propos, on le tient parfois à 50 ans. À cet âge, une grippe qui nous cloue au lit et nous pestons contre cette dépendance, et une journée avec moins de trois rendez-nous semble être d'une rare platitude. Peut-on envisager alors qu'à 90 ans, la tasse de chocolat de 16 heures peut représenter un véritable moment de bonheur et une raison suffisante pour continuer à vivre, au moins jusqu'au lendemain ?

Ne soyons pas trop prompts à juger de l'intérêt de la vie pour notre parent, même lorsque son esprit semble l'avoir abandonné, et cultivons pour lui tous les petits instants de plaisir, aussi ténus soient-ils.

Mais il peut arriver que la maladie, l'accident viennent à compliquer son état de santé. « Ici, nous ne sommes pas pour l'acharnement thérapeutique » prévint le médecin responsable du service de soins intensifs dans lequel Henri fut amené par les pompiers à la suite d'un deuxième accident vasculaire cérébral, le premier l'ayant handicapé six ans auparavant. Les médecins annoncent par cette phrase que le diagnostic est pessimiste, que la vie du patient restera suspendue à un ensemble de machines sans espoir de guérison ni même de rémission, et que l'issue sera fatale à moyen terme.

Faut-il laisser un malade s'endormir en paix ou doit-on prolonger la vie coûte que coûte ? À chacun sa vérité, et le propos de ce livre n'est pas d'en débattre.

Devant ce cas de conscience qu'est l'euthanasie, il n'existe pas de bonne solution. Vos raisons vous appartiennent, vos décisions aussi. Si la vie vous confronte à un choix cruel, laissez parler votre raison, écoutez votre cœur. Agissez en votre âme et conscience et, plus tard, ne laissez pas le temps affaiblir vos résolutions et semer le doute dans votre esprit. Cette décision que vous avez prise, ne laissez personne la remettre en cause.

L'AUTOPSIE

Le mot effraie et l'idée révolte. Pourtant, il faut bien le dire : lorsqu'une maladie est encore mal connue, l'autopsie d'une personne qui en était atteinte peut faire avancer la recherche scientifique.

L'autopsie n'est possible que lorsque le malade est décédé à l'hôpital et s'il ne s'est pas opposé par écrit à ce qu'elle soit pratiquée sur lui.

Si votre parent s'éteint à l'hôpital, la question peut vous être posée par le médecin. Surpris, choqué, tout à votre chagrin, vous refuserez peut-être. Soucieux d'aider à combattre, à guérir et à prévenir ce mal dont votre parent et vous avez tant souffert, vous donnerez peut-être votre accord.

Votre décision vous appartient et nul n'est habilité à vous la reprocher.

Carnet d'adresses

Accompagnement (déplacements, voyages)

• Les Compagnons du Voyage
17, quai d'Austerlitz - 75013 Paris
tel 01 45 83 67 77
wwwcompagnons.com
• L'Âge d'Or Service (en France)
28, rue Jules Didier - 10120 Saint-André-les-Vergers
tel 03 25 82 95 75
(En Belgique) Digue des peupliers, 129 - 7000 Genly (Mons)
tel 00 32 65 39 92 66

Aide ménagère

Pour trouver une aide à domicile
• 36 15 AAD (Aides à domicile - tarifs et prestations)
• ADMR (Association du Service à domicile)
184 A, rue du Faubourg-Saint-Denis - 75010 Paris
tel 01 44 65 55 55 - fax 01 44 65 55 56
wwwadmr.org
• UNASSAD (Union nationale des associations de soins et services à domicile)
108-110, rue Saint-Maur - 75011 Paris
tel 01 49 23 82 52
wwwunassad. net

Minitel : 36 15 UNASSAD

• UNADMR (Union nationale des associations d'aide à domicile en milieu rural)
184A, rue du Faubourg-Saint-Denis - 75010 Paris
tel 01 44 65 55 55
wwwadmr.org

• FNADAR (Fédération nationale des aides à domicile regroupées)
68, rue d'Hauteville - 75010 Paris
tel 01 55 33 14 30 - fax 01 55 33 14 63
wwwfnadar.org

• FASSAD (Fédération des associations de soins et services à domicile de Paris)
36 15 FASSAD 75

• FNAAFP (Fédération nationale des associations de l'aide familiale populaire)
53, rue Ricquet - 75019 Paris
tel 01 44 89 86 86
wwwperso.club-internet.fr/fnaafp

• UNASSAD (Union nationale des associations de soins et services à domicile)
tel 01 49 23 82 52
36 15 UNASSAD

• 36 15 CITEA (annuaire des associations de maintien à domicile)

• Familles rurales
7, cité d'Antin - 75009 Paris
tel 01 44 91 88 88 - fax 01 44 91 88 89

Pour recevoir un exemplaire de contrat de travail type pour un(e) employé(e) de maison

• Groupe Revue Fiduciaire
100, rue La Fayette - 75485 Paris cedex 10
tel 01 41 83 52 52 - fax 01 41 83 52 53
wwwGroupe RF.com

Pour vous informer en tant qu'employeur particulier

• FEPEM (Fédération nationale des particuliers employeurs)
tel 0 825 07 64 64
36 15 FEPEM
wwwfepem@club-internet.fr

Aides sociales et fiscales

En France :
• wwwservice.public.fr
En Belgique :
• Administration belge : wwwdiplobel.fgov.be - wwwpremier.fgov.be
Au Canada :
• Ministère des Finances du Canada : wwwfin.gc.ca
• gouvernement du Canada : wwwcanada.gc. ca
En Suisse :
• Administration suisse : wwwgov.ch

Animaux de compagnie

• 36 15 AANIMO
• Association Milpat
12, rue Saint-Joseph - 75002 Paris
tel 0 825 888 800
• Association des établissements hospitaliers pour personnes âgées (ADEHPA)
3, impasse de l'Abbaye - 94100 Saint-Maur
tel 01 55 12 17 20
•Association nationale d'éducation de chiens d'assistance pour personnes handicapées (ANACAH)
137bis, rue Nationale - 75013 Paris
tel 01 45 86 58 88
• Mouvement pour l'amélioration de l'environnement hospitalier (MAEH)
13, rue Scipion - 75 005 Paris
tel 01 43 37 56 33
• Société protectrice des animaux (SPA)

39, boulevard Berthier - 75017 Paris
tel 01 43 80 40 66 - fax 01 43 80 99 23
36 15 SPA - wwwspa.asso.fr

ASSISTANCE DE QUALITÉ DE VIE

• L'Âge d'Or Service
siège : 28, rue Jules Didier - 10120 Saint-André-les-Vergers
tel 03 25 82 95 75
wwwagedor.fr

ASSOCIATIONS

Diabète

• Association française des diabétiques
58, rue Alexandre Dumas - 75544 Paris cedex 11
tel 01 40 09 24 25 - fax 01 40 09 20 30
• Hœscht Horizons Diabète
wwwdiabète.hœchst.fr
• Ligue des diabétiques de France
37, avenue Norman-Prince - 64000 Pau
tel 05 59 80 29 52 - fax 05 59 84 51 70
• La maison du diabète
121, rue Raymond-Derain - 59700 Marcq-en-Barœul
tel 03 20 72 32 82 - fax 03 20 65 25 22
En Belgique :
• wwwdiabète-abd.be
Au Québec :
• wwwdiabète.qc.ca
En Suisse :
• wwwdiabète.ch

Incontinence

• Association d'aide aux personnes incontinentes
5, avenue du Maréchal-Juin - 92100 Boulogne
tel 01 46 99 18 99 - fax 01 46 05 28 71

Maladie d'Alzheimer

• Association France Alzheimer et maladies apparentées
21, bd Montmartre - 75002 Paris
tel 01 42 97 52 41 - fax 01 42 96 04 70
e-mail : iv.fralzh@freesbee.fr

Maladie de Parkinson

• Association France-Parkinson
37bis, rue La Fontaine - 75116 Paris
tel 01 45 20 22 20
wwwfranceparkinson.org
• Fédération française des groupements parkinsoniens
34, route des Carrières - 78400 Chatou
tel 01 30 53 20 29
• Parkliste
2bis, rue de Saint-Cloud - 92150 Suresnes
tel 01 47 28 90 50
wwwparkliste.org

Maladies de la vue

• Alliance mondiale de la lutte contre la DMLA
wwwamdalliance.com
• Fédération des aveugles et handicapés visuels de France
58 venue Boquet - 75007 Paris
tel 01 44 42 91 91
• Rétina-France
2, chemin du Cabirol BP 62 - 31771 Coulomiers cedex
tel 0 810 302 050
wwwretina-france.asso.fr

Paralysés

• Association des Paralysés de France
9, boulevard Auguste-Blanqui - 75013 Paris
tel 01 53 62 84 00

Personnes âgées

• Association française de protection et d'assistance aux personnes âgées (AFPAP)
tel 0800 020 528
wwwafap.org

• ALMA Allo Maltraitance des personnes âgées
58, rue Nicolas Charrier - 38007 Grenoble cedex 1
tel 04 76 01 06 06 - tel national 08 92 68 01 18
e-mail asso-alma@wanadoo.fr

Personnes en institution

• APAVEC (Association des personnes âgées vivant en collectivité)
83, rue du Fresche Blanc - 44300 Nantes
tel 02 40 40 86 11

Personnes handicapées

• AMIH
11, quai Ligier Richier - 54000 Nancy
tel 03 83 97 09 65
wwwamih.org

• Association des frères et sœurs de l'handicapé
4, rue Léon Delagrange - 75015 Paris
tel 01 45 31 02 14

• Confédération de défense des handicapés et retraités (CDHR)
13, rue Blaise Pascal - 78000 Houilles
tel 01 39 68 71 01

• Confédération française de l'infirmité civile (CFIC)
304, avenue Anatole France - 59410 Anzin
tel 03 27 47 09 02

• Comité national de coordination de l'action en faveur des personnes handicapées
36, rue de Prony - 75017 Paris
tel 01 42 27 78 51

• Conseil et aides aux personnes âgées et handicapées (CAPAH)
66, rue Boissière - 75116 Paris
tel 01 45 01 76 22

Rhumatismes

• Association française de lutte antirhumatismale (AFLAR)
Pavillon Layani - Hôpital de la Salpétrière
83, boulevard de l'Hôpital - 75013 Paris
tel 01 45 83 56 26 - fax 01 45 83 30 08

• Association française des polyarthritiques
153, rue de Charonne - 75011 Paris
tel 01 40 09 06 66 - fax 01 40 09 0325
wwwpolyarthrite.org

• Association nationale de défense contre la polyarthrite rhumatoïde
184, rue du Faubourg-Saint-Antoine - 75012 Paris
tel 01 46 28 08 63 - fax 01 48 57 80 16

Démarches

• Commission d'accès aux documents administratifs (CADA)
64, rue de Varenne - 75007 Paris
tel 01 42 75 79 99
wwwpratique.fr

Documentation sur les personnes âgées

• Notre Temps et Senioscopie
3, rue Bayard - 75393 Paris cedex 08
tel 01 44 35 60 60
wwwsenioscopie.com (carnet d'adresses sur les organismes et les associations liées aux personnes âgées)

• Centre national de documentation en gérontologie
FNG-CLEIRPPA
49, rue Mirabeau - 75016 Paris
tel 01 55 74 67 14
wwwgeronto.com

• 36 15 RETRAITEL (serveur de la branche retraite du régime général de la Sécurité sociale)

Droits

• wwwservice-public.fr (site de la Documentation française)
• Secrétariat d'État aux personnes âgées
8, avenue de Ségur - 75007 Paris
tel 01 40 56 60 00
wwwsocial.gouv.fr

Entraide

• Télé-entraide de la région parisienne pour personnes âgées
10, rue Flatters - 75005 Paris
tel 01 45 87 82 82

Familles d'accueil

• Fédération nationale de l'accueil familial (FNAF)
815, allée de Sénéjac - 33290 Le Pian Médoc
tel-fax 05 56 57 72 28
• Union nationale des familles d'accueil - Abris de cœur
Lessirguy - 29550 Saint-Nic
tel 02 98 26 50 57
wwwabris-de-cœur.com
• wwwfamidac@ml.free.fr

Handicapés

• wwwcrvamontpellier@onelist.com (thème : la vie autonome des personnes handicapées)
• wwwhandimag.com (adresses utiles, actualités)
• wwwhandroit.com (aides, droits)

Hospitalisation à domicile

• Fédération nationale des hospitalisations à domicile
3, rue Saint-Nicolas - 75012 Paris
tel 01 43 07 56 14
• Fédération nationale des établissements d'hospitalisation à domicile
BP 136 - 40103 Dax

tel national 01 43 43 66 82
wwwfnehad.asso.fr
• Hospitalisation à domicile
2, rue Ambroise Paré - 75010 Paris
tel 01 48 74 16 60
• Hospitalisation à domicile de l'Assistance Publique
47, boulevard de l'Hôpital - 75013 Paris
tel 01 42 16 08 50
• Santé Service
15, quai de Dion-Bouton - 92816 Puteaux cedex
tel 01 46 97 01 75
• Service de soins infirmiers à domicile pour personnes âgées
10 ter, rue d'Estienne d'Orves - 92500 Rueil-Malmaison
tel 01 47 32 29 62
www.sesid.org

IMPÔTS

• 36 15 IR SERVICE
• www.finances.gouv.fr
• 08 36 67 10 10
• Le Particulier (n° spécial fiscal en vente sur abonnement, à la boutique ou en kiosque)
21, bd Montmartre - 75076 Paris cedex 02
tel 01 40 20 70 10

LÉGISLATION

Pour recevoir la convention collective des employés de maison, et des textes de lois

• Journal Officiel
26, rue Desaix - 75015 Paris
36 15 JŒL

Logement

Informations sur les aides et subventions pour le financement des travaux d'amélioration du logement

• ANAH (Agence nationale pour l'amélioration de l'habitat)
17, rue de la Paix - 75002 Paris
tel 01 44 77 39 39

• ADIL (Association départementale d'information sur le logement)
46bis, boulevard Edgar Quinet - 7514 Paris
tel 01 42 79 50 50

• ANFE (Association nationale française des ergothérapeutes)
34, avenue Aristide Briand 94110 - Arcueil
tel 01 49 85 12 60

• PACT (Protection, amélioration, conservation, transformation de l'habitat)
27, rue La Rochefoucauld - 75009 Paris
tel 01 42 81 97 70

• 36 15 INFOLOGEMENT

Loisirs

• Fédération nationale du bonsaï
325, route du Bouilh - 33240 Saint-André-de-Cubzac
tel 05 57 43 95 97

• Fédération française de bridge
73, avenue Charles de Gaulle - 92200 Neuilly-sur-Seine
tel 01 41 43 77 00

• Tapisserie de la Bûcherie
2, rue du Haut-Pavé - 75005 Paris
tel 01 40 46 87 69

• Centre d'enseignement de la dentelle au fuseau
38-40, rue Raphaël 43000 - Le Puy-en-Velay
tel 04 71 02 01 68

• Fédération française des associations philatéliques
47, rue de Maubeuge - 75009 Paris
tel 01 42 85 50 25

• Centre d'entraide généalogique de France

3, rue de Turbigo - 75001 Paris
tel 01 40 41 99 09
• Fédération française de Scrabble ®
50, rue Raynouard - 75016 Paris
tel 01 53 92 53 20

Livres et magazines en gros caractères
• L'Agrandi
14, rue Soleillet - 75971 Paris cedex 20
tel 01 44 62 82 50
wwwagrandi.com
• Mieux Voir
180, rue du Genevois - 73000 Chambéry
tel 04 79 33 31 75
wwwmieux-voir-magazine.fr

MAISONS D'ACCUEIL RURALES

• MSA (Mutualité Sociale Agricole)
Les Mercuriales 40, rue Jean-Jaurès - 93547 Bagnolet
tel 01 41 63 86 95
wwwmsa.fr
• Fédération nationale des MARPA
27, rue de la Ville-l'Évêque - 75008 Paris
tel 01 44 56 86 95

MAISONS DE RETRAITE

• Annuaire d'établissements pour personnes âgées
B.P. 5 - 14430 Putot-en-Auge
tel 02 31 79 06 06
• CEDIAS (Centre d'études, de documentation, d'information et d'action sociale) Annuaire de maisons de retraites et services de long séjour
5, rue Las Cases - 75007 Paris
tel 01 45 51 66 10
• Association des Directeurs d'établissements d'hébergement pour personnes âgées (ADEHPA)

3, impasse de l'Abbaye - 94100 Saint-Maur-des-Fossés
tel 01 42 83 98 61

- Association des résidences pour personnes âgées (AREPA)
60, rue Étienne Dolet - 92245 Malakoff cedex
tel 01 40 92 51 00 - fax 01 46 55 21 05
wwwarepa. org
- Association des CANTOU
18, rue de la Libération - 92500 Rueil-Malmaison
tel 01 47 49 44 08
wwwcantou.fr
En Belgique :
wwwcantou.be
- Confédération nationale des établissements d'hébergement pour personnes âgées et dépendantes (CNEPHAD)
20, rue Juge - 75015 Paris
tel 01 45 75 35 55
- Fédération nationale des associations de directeurs d'établissements et services pour personnes âgées (FNADEPA)
56, rue de Paradis - 13006 Marseille
tel 04 91 54 16 60 - fax 04 91 54 00 91
- wwwma retraite.com
- Guide national des maisons de retraite privées / publiques
Éditions Pétrarque
tel 01 42 70 12 29
informations Paris - Île-de-France : 01 42 70 33 35
informations Région lyonnaise : 04 72 19 74 20
3615 maretraite
wwwresidenceretraite.com

Matériel médical

- Magasins M
wwwmagasinsm.com
- Smith and Nephew France
ZI de Tournes-Cliron - 08090 Tournes
tel 03 24 52 91 21
wwwsmith-nephew.com

Matériel spécialisé pour malentendants et malvoyants

• France Télécom
par Minitel : n° vert 36 05 14 13

Portage des repas

• ADMR : tous départements
47, rue d'Alsace - 75010 Paris
tel 01 40 34 94 94
www.admr
• Saveurs et Vie : départements 75, 78, 92, 93, 94, 95
9, avenue Hoche - 75008 Paris
tel 01 58 365 361
• ABS : Indre-et-Loire
BP 3 37330 Château-la-Vallière
tel 02 47 24 52 15

Résidences-services

• Les Hespérides
tel 01 42 12 56 63
wwwsupregim.fr
• Domus Vivendi
tel 0 825 36 46 46
wwwdomusvivendi.com
• Jardins d'Arcadie
tel 01 43 44 50 30
• Résidences Liberty
64, rue des Plantes 75014 Paris
tel 01 45 41 11 55
• Les Symphoniales
tel 01 39 55 09 09
• Hotelia
tel 01 69 11 96 16

Retraites et mutuelles

• Caisse nationale d'assurance vieillesse (CNAV)
10, rue de Flandre - 75951 Paris cedex 19
tel 0140 37 37 37
wwwcnav.fr
• Fédération générale des retraités de la fonction publique
20, rue Vignon - 75009 Paris
tel 01 40 58 15 00
• Union nationale des retraités et personnes âgées
50, rue Édouard Pailleron - 75007 Paris
tel 01 42 39 21 90
• Union française des retraités
34, bd Picpus - 75012 Paris
tel 01 43 42 09 37
• Union nationale des retraités CFDT
49, rue Simon Bolivar - 75019 Paris
tel 01 44 52 12 90
• Fédération nationale des mutuelles de France (FMF)
45, rue des Petites Écuries - 75010 Paris
tel 01 45 23 05 26
• Fédération nationale de la mutualité française (FNMF)
255, rue de Vaugirard - 75015 Paris
tel 01 40 43 30 30
• Caisse centrale de la mutualité sociale agricole (CCMSA)
8, rue d'Astorg - 75008 Paris
tel 01 44 56 77 77

Salons, expositions, congrès

• Autonomic (Salon pour le maintien à domicile)
Parc des Expositions
Porte de Versailles - 75015 Paris
organisé par ADES
Centre d'affaires le Lugo
15, rue du Docteur Roux - 94600 Choisy-le-Roi
tel 01 48 00 05 20
wwwautonomic-expo.com

Santé

Informations sur les maladies de la vieillesse

• Fédération nationale de gérontologie
49, rue Mirabeau - 75116 Paris
tel 01 45 29 92 80
wwwgeronto.com
• wwwgerialist.com

Informations sur les maladies, les soucis de santé du quotidien, les gestes à faire en cas d'urgence, les médicaments...

• wwwtamaloo.fr
• wwwmedisite.fr
• wwwdoctissimo.com
• www33docavenue.com
• wwwnotredocteur.com

Seniors

Sites pour personnes de plus de 50 ans

• wwwsenior-planet.com
• wwwaines-ruraux.com
• wwwcmaintenant.com
• wwwclub50.org
• wwwnotretemps-mag.com
Au Canada :
• wwwfadoqmtl.org

Sites sur personnes âgées dépendantes

• wwwagevillage.com
• wwwmultimania.com
• wwwvivre 100 ans.fr

SNCF

• Achat de billet livré à domicile :
3615 SNCF ou 08 36 35 35 35

• Mémento du voyageur à mobilité réduite : dans les gares ou sur le Net wwwvoyageurs-sncf.com

• SNCF Accessibilité Service (aménagement des gares pour personnes à mobilité réduite, malvoyants et malentendants) : 0 800 15 47 53

• Service Bagages (enlèvement et livraison des bagages) : 0 803 845 845

Soins à domicile

•AIRP
wwwairp.org

• Service de soins infirmiers à domicile (SESID)
10ter, rue d'Estienne d'Orves - 92500 Rueil-Malmaison
tel 01 47 32 29 62
wwwsesid.org

Soins palliatifs

• Société française d'accompagnement et de soins palliatifs (SFAP)
106, avenue Émile Zola – 75015 Paris
tel 01 45 75 43 86 – fax 01 45 75 43 13
wwwsfap. net

Supermarché à domicile

• Télémarket (Île-de-France)
3615 TMK - tel 01 53 26 55 00 - fax 01 53 26 55 40

• 3614 Maximo

• 3615 Praticshop

• 3615 Domservice (Région lyonnaise)

• wwwhoura.fr (partout en France)

• wwwcmescourses. com (Paris - Île-de-France, Lyon, Biarritz, Pau)

• wwwOoshop.com (Paris, Île-de-France, Lyon)

Transports

voir Accompagnement

Vente par correspondance

- wwwredoute.fr
- www3suisses.fr
- wwwconforama.fr
- wwwdarty.com
- wwwteleshopping.fr

Visiteurs bénévoles

- Les Petits Frères des Pauvres
33, avenue Parmentier - 75011 Paris
tel 01 49 23 13 00
- Le Secours catholique
106, rue du Bac - 75431 Paris cedex 07
tel 01 45 49 73 00
- Le Secours populaire français
9, rue Froissart - 75003 Paris
tel 01 44 78 21 00
- SOS amitié France (Île-de-France)
BP 100 - 92105 Boulogne-Billancourt cedex
tel 01 46 08 52 77
- Accueil et service SOS 3e âge
163, rue de Charenton - 75012 Paris
tel 01 44 73 87 87
- Visite aux malades dans les établissements hospitaliers
8bis, avenue René Coty - 75014 Paris
tel 01 43 20 87 97

Bibliographie

• *Vieillir* - Jean Bernard, de l'Académie Française - Calmannn-Lévy - 2001

• *Éloge de la vieillesse* – Christian Combaz - Fayard - 2001

• *Vivre avec des personnes âgées* - Clément Pichaud et Isabelle Thareau - Chronique Sociale - 1998

• *Droits et libertés des personnes âgées hébergées* - Gérard Brami - Berger-Levrault - 1998

• *Le droit de vieillir* - Bernadette Puijalon et Jacqueline Trincaz - Fayard - 2000

• *La vie devant nous* - Denis Labayle - Seuil - 1995

• *Handicapés, tous vos droits* - Alain Cabrit - Éditions du Puits Fleuri - 1998

• *Guide de l'action gérontologique* - Jean-Jacques Amyot - Dunod - 1997

Explication des sigles utilisés dans cet ouvrage

Vous rencontrerez probablement souvent ces sigles dans les imprimés de l'Administration. Voici leur signification.

AAH	Allocation aux adultes handicapés
ACTP	Allocation compensatrice pour tierce personne
AFLAR	Association française de lutte anti-rhumatismale
ALMA	Allô maltraitance des personnes âgées
ALS	Allocation de logement sociale
ANAH	Agence nationale pour l'amélioration de l'habitat
ANFE	Association nationale française des ergothérapeutes
APA	Allocation personnalisée d'autonomie
APL	Aide personnalisée au logement
AVTNS	Allocation aux vieux travailleurs non salariés
AVTS	Allocation aux travailleurs salariés
CADA	Commission d'accès aux documents administratifs
CAF	Caisse d'allocations familiales

CAFAD	Certificat d'aptitude à la formation d'aide à domicile
CCAS	Centre communal d'action sociale
CLIC	Centres locaux d'information et de coordination gérontologique
CNAV	Caisse nationale d'assurance vieillesse
CMU	Couverture maladie universelle
COTOREP	Commission technique d'orientation et de reclassement
CRDS	Contribution au remboursement de la dette sociale
EHPAD	Établissement d'hébergement pour personnes âgées dépendantes
FNADAR	Fédération nationale d'aide à domicile en activités regroupées
HAD	Hospitalisation à domicile
MAPA	Maisons d'accueil pour personnes âgées
MAPAD	Maisons d'accueil pour personnes âgées dépendantes
MARPA	Maisons d'accueil rurales pour personnes âgées
MSA	Caisse de mutualité sociale agricole
PACS	Pacte civil de solidarité
PACT	Protection, amélioration, conservation, transformation et entretien de l'habitat
PGD	Prestation de garde à domicile
PSD	Prestation spécifique dépendance
SSIAD	Services de soins infirmiers à domicile
TPS	Tutelle aux prestations sociales
UNADMR	Union nationale des associations d'aide à domicile en milieu rural
UNASSAD	Union nationale des associations de soins et de services à domicile
USP	Unités de soins palliatifs
VSL	Véhicule sanitaire léger

Index

A

B

C

D

E

I

J

K

L

M

N

O

P

R

S

T

U – V – W

Table des matières

LES BESOINS DE LA PERSONNE ÂGÉE DÉPENDANTE… ET LES FAÇONS D'Y RÉPONDRE

LE MAINTIEN À DOMICILE

LA VIE EN DEHORS DE LA MAISON

Les aides sociales et fiscales

La protection juridique

L'ENTOURAGE DES PERSONNES ÂGÉES DÉPENDANTES

Achevé d'imprimer en février 2002
sur presse Cameron
par ***Bussière Camedan Imprimeries***
à Saint-Amand-Montrond (Cher)

N° d'édition : 20620. N° d'Impression : 021076/1.
Dépôt légal : mars 2002.

Imprimé en France

ISBN : 2-501-03539-9